医见如故

董 枫　主编

不忘初心

常怀仁心

坚守韧心

复旦大学出版社

编　委　会

主　编：董　枫
副主编：顾文英　江小青　唐　晔
编　者（按姓氏笔画排序）：
　　　　区晓敏　龙子雯　吴彩军　李　宁　杨忠毅　陈　青　陈　钰
　　　　陈意敏　柳光宇　柳登登　唐　晔　袁林辉　郭　慧　顾　泳
　　　　高健慧　黄　啸　黄冰倩　童　朵　虞先濬　薛　恺
朗读者：董　枫　郭　慧　吴慧楠　童　朵　杨忠毅　虞先濬　黄　啸

序一 走近医者

人们常说医务工作者是"白衣天使",是救死扶伤的英雄和忘我付出的劳模,当然,这些称赞大多也是医务工作者们实至名归的。但是我们可能忽略了,在这些对医者高度评价的背后,医务工作者也曾面对困难和失败,也曾有过困惑和迷茫,他们也是为人子女、为人父母,也是亲属的牵挂和子女的依靠,他们也是医学专业的学生和老师,有着浓浓的师生情谊和薪火相传的责任和义务。

作家冰心曾经说:"成功的花,人们只惊慕她现时的明艳,然而当初它的芽儿,浸透了奋斗的泪泉,洒遍了牺牲的血雨。"我们可能忘记了,每位优秀的医者都是在近于残酷的、繁忙的临床工作中磨炼出来的。他们在门诊细心地回答患者的问题,在病房耐心地检查患者的情况,在实验室专心地攻克诊疗中的难关。他们中的很多人或许已经将高强度的工作和紧张的时间安排看成常态,但这种所谓的常态背后是医务工作者默默地为之奉献、坚守的从医初心。我希望社会公众能够更多地了解医务工作者,因为只有更多地了解才会有更多的理解!

2017年4月7日下午,"医见如故"书信朗读活动作为庆祝上海医学院成立90周年系列活动之一在上海广播大厦5楼演播大厅举行。此次活动由复旦大学附属肿瘤医院与上海人民广播电台990新闻综合频率共同举办,SMG王治平副总裁、新闻综合频率江小青总编、复旦大学上海医学院汪玲副院长、上海卫生计生委宣传处王彤处长等领导出席了活动,并对活动给予了较高的评价。

活动现场，医患双方用书信讲述了自己学医、就医的故事和心路历程，朴实真挚的语言打动人心。此次活动正值 2017 年世界卫生日，在全世界都对卫生健康高度关注的今天，复旦大学附属肿瘤医院希望通过此次活动倡导医疗人文关怀理念，让社会各界看到医者在面对患者、家人和前辈时的另一面，号召社会关注医患和谐问题，加强医患沟通，努力做到关爱生命、营造温馨、奉献真情。

朗读会后，我们仍陆续收到许多医师、患者、甚至记者的稿件，有的深沉，有的朴实，有的委婉，有的热烈，我知道虽然每份稿件的文字表达功力不同、篇幅长短不一，但是背后对于医师职业、医师修养、医师道德的崇尚与讨论却有着一样的热情。

若不是复旦大学出版社医学分社的魏岚副社长主动找到我们，提议将这些稿件结册出版，我们或许真的只是办了一次反响很好的主题活动，而没有很好地发挥这些稿件应有的价值，错失了与医学同道、医学生、社会公众一同感悟医者和医者精神的机会。尤其是对社会公众而言，通过这些书稿，会了解到看似"神秘的"医者职业背后，其实都是一个个鲜活立体的"人"，只不过这些"人"比一般的"人"更多了些执著、坚韧和勤奋。

让我们一起走近医者，一起感谢、一起感动。

李端树

复旦大学附属肿瘤医院党委书记

序二　凝视白色巨塔

主持"活到 100 岁"节目有 5 年的时间了，我大约跟上千名医师在每天下午 3 点相约在 FM93.4 的直播间。大部分医师都匆匆而来，匆匆而去。他们太忙碌了，有的上午门诊看到下午 2 点钟打车从浦东过来；有的来不及脱下手术衣直接跑步到直播室；有的下了节目看看手表，说："还来得及回趟医院，我还有几个患者在等着……"

有时下了节目，我会邀请他们到广播大厦的一楼坐下来喝杯咖啡，让忙碌的心找一个暂时的归处。可是，他们婉拒我的时候远远多于他们能坐下来的时候。有多久，他们和我们都没有敞开心扉对话的机会，抑或者我们连跟自己的心对话的机会都遗失了。

真好，最近大家开始重新拾起信纸了。大多数人对于书信的理解是比较正式，装进信封贴上邮票的才叫书信。我问坐在隔壁工位的同事，他的第一封信写给了谁。他撇撇嘴对我说，"那个年代，大多数人的第一封信实际上是上课时，同学之间互相传递的小纸条。"他说："我上课时传给女生的第一张小纸条，那个女生就是我现在的老婆。"第一次传纸条的情境自己还记忆犹新。我记得我当时特别害怕，寻思着她要把纸条交给老师怎么办？对于纸条的内容，我的同事坚定地对我说，"肯定不是我爱你。好像是晚上去你们家做作业吧，后来也写过明天咱们一块上学吧，借我块橡皮这样的话，其实就是没事闲扯，但总想说点什么。"

有位朋友告诉我，他收到的人生中最重要的一封信，是大学的录取通知书，那封信曾让他浑身战栗。在接到信后，他自己想试着撕开，但是无论如何就是撕不开。我们那个年代考大学是太重要的一件事，关系到我的未来，甚至关系到身家性命。它意味着全家人在街里街坊的面子。要是考不上，真是无颜面对江东父老。

随着近几年智能手机的普及及大量社交软件地出现，信息沟通变得越来越快速，但随之而来的，是人与人之间的沟通变得越来越简洁，"哦""好""恩""行""周一见"，简洁的背后透着毫无温度的薄凉。有位医师朋友告诉我，他没有时间给爸妈写信，但是他每天会站在手术室门口的走廊，给爸妈认真地写一条短信。这条短信，他通常都字斟句酌，写上电信局规定的满满当当的 70 个汉字。

情感的交流，是人与人之间互相交换的最好的礼物。仰望星空，地球是宇宙给人类的礼物；低头凝望，一花一叶是大自然给世界的礼物；孩子是给父母的礼物；朋友是陪伴的礼物；回忆是时间的礼物。而曾经，我们中的许多人，在少年时代都痴痴地等待过邮递员叮铃铃地骑着墨绿色的自行车带来远方鸿雁的礼物。

您有多久没有从楼下的信箱中得到一封安静地等待被拆开的问候了？家里楼下的信箱，除了水、电、煤的账单和各种小广告，再也没有看到过远方意外的惊喜了吧？

可是今天，我们用最古老的的方式，让文字来宣泄感情，每一分爱的真挚不再羞于表达。如果可能，我愿意为自己放一首安静的大提琴曲《爱的致意》，伴随着力透纸背的朗读。就算我们只是医院里匆匆而来，匆匆而往的过客；就算我们丢了健康，又找回了它；就算我们不是改变历史的大人物，但我们依旧每天心怀感恩，砥砺前行。

当白色巨塔中一扇扇找回健康的门被推开的那一刻，依然期待我和你"一见如故"。

在这本书中，让我们一起去打开一个个色彩各异，却充满情感的礼物——书信。

你将看到的第一封礼物来自于谁呢？

李　宁

（播音名：一凝　上海人民新闻广播电台 FM93.4"活到 100 岁"主持人）

目 录

第一篇　不忘初心

第二篇　常怀仁心

第三篇　坚守韧心

第四篇　无悔忠心

第一篇

不忘初心

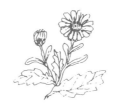

一封家书：我为什么坚持

亲爱的家人们，不知你们是否记得，在我的童年中有这么一件事让我一直铭记于心：当时我年幼尚未读书，家里只有爷爷、奶奶和孕中待产的三妈。至今，我还清晰地记得那个傍晚时分，三妈因生产不顺被送到当地的卫生所。那时候我不懂，只觉得大人们严肃紧张的表情和沉重的气息与往常大不一样。只见医师忙里忙外，紧凑而团结。一番救助后，三妈和新生儿被平安地送到病房。

那一刻，温暖和感动瞬间取代了之前的紧张、沉重心情。大人们感谢着医师，医师们恭喜着大人，就像一家人相处那样舒心自在。那个温馨的场面陪伴了我许多年，从那时起这颗伟大医者的种子便在我心里生根萌芽。对我来说，这是一份人生的期许，是灯，是路，也是方向和坐标。

虽然上初中那会，家里经济不太乐观，我在家人的辛劳供读中坚持着，在求学路上风雨兼程。我踏踏实实做好每件事，认认真真上好每节课。终于，我获得了一份理想的答卷。我从一个无知少年成长为一名对工作负责、吃苦耐劳、积极上进的合格医者。回头看那些遇到的挫折和坎坷竟是那样美好，因为正是这些经历，让现在的我可以自信地走在阳光医者的路上。

有语如斯："命由心造，大善铸心。"我坚信当我的目标坚定时，全世界都会为我让路。我将以"拼搏到无能为力，坚持到感动自己"的信念去勉励自己。我将带着感恩起航，用实际行动来报答养育我的父母，奉献我作为医者的满腔热血。学以致用，将爱的种子散播在每个患者心中，让它开花结果，传递正能量。

感谢陪我一路走来的家人、老师和亲友们！谢谢你们！

（放射诊断科　柳登登）

无悔的追求

曾经偶尔听某位医师说道："既然选择了这身白衣，就是选择了我的人生，也就是选择了救死扶伤的天职。或许此生都无法改变。"

依稀记得我们胸外科李航医师的某位食管癌患者，由于病情越发严重，他想再能回家看看家里新建的房子和自己的亲朋好友，便要求放弃住院治疗，转到家里设了家庭病房休养。李医师下班后亲自到患者位于崇明的家中，耐心地教导家属如何接负压吸引，并指导社区医师如何为患者换药。回家 3 天后，患者便去世了，但是家属说："老人家走得很安详。"李医师满足了他最后的心愿，并给予临终关怀，让他们十分欣慰！对于一个家庭，这似乎是莫大的不幸；而对于医师来说，唯有以一己之所长，为患者减少一些痛苦，为家属带去一丝安慰。

对于每位病患和他们的家属，他们的天空不再蔚蓝，他们的世界不再寂静。当他们无法逃避，无助地来到我们的面前，我们便义无反顾地穿上类似盔甲般的隔离衣。有的家人或朋友说我傻，一旦被感染，就可能会付出死亡的代价。但更多人说，我们很伟大。因为是我们，一次次地冒着生命危险从死神手中救出一个个生命，每一次的战斗，都让我们的面容看起来有些疲惫，似乎像科幻小说里的大法师一样，由于法力用得过多而疲惫不堪。但是每次却都能看到同事脸上的微笑依然甜美，因为这是我们无悔的追求。

很多医师可能已经很久没回家了，家里年迈的父母和幼小的孩子都是我们生活中最重要的人，可是有时，我们不能够照顾他们，只能说一句：对不起。或许每位病患都是我们生命中的一个过客，但是当他们需要时，我们不能走，重症监护室还有好多患者，他们还没脱离危险；隔离区还有好多患者，他们还没完全康复；回家了的患者和家属已经疲于奔命，他们需要我们送医上门、需要我们进行临终的关怀。这是我们无悔的追求。

在医院，这没有硝烟与炮火的战场上，我们必须始终坚定地站在最前沿，对自己的信念不悔，不弃。因为我们要让生命的旋律骤停在爱的关怀中。

（胸外科　郭　慧）

平 凡 之 路

"徘徊着的，在路上的，易碎的，骄傲着，那也曾是我的模样……"前段时间毕业季，我院鹿医师自编自唱的医护版"平凡之路"红遍了朋友圈，恰逢单位的书友会想收集一些稿件，便想着执笔描绘一下发生在承载着生命、希望和死亡的医院中的一些平凡故事。

"怕老婆"的阿拉伯王子

穿着拖鞋的脚放在脚踏板上，"咔"一声，2号楼6号手术室的门开了，工作结束的我被安排来看手术。映入眼帘的是绿色的地板、明亮的手术台及无影灯，还有无影灯下几个晃动的脑袋，墙上的时针已指向8点，这是一台大肠外科的Miles手术。"咔"，又进来了一位医师，"（腹壁）开始打洞了吗？"台上有些胖胖的医师头也不抬地说道："快了，赶紧上（台）。"他快速地穿上深绿色的手术服，坐在患者截石位的肛门处，准备处理肛门处的直肠肿瘤。巡回护士将一块开刀巾折叠好包在他的帽子上，形成头部与手术野的无菌状态。深绿色的开刀巾较长，戴在头上，有些像电视剧里的日本军帽，不免有些搞笑。巡回护士打趣地说道："这绿帽子，你们科这么多人戴下来，都像土匪，还是你带得最好看，像阿拉伯王子。"大家不禁大笑起来。

"嘀铃铃……"一声刺耳的电话声响彻整个房间。"王子，你的电话响了。""应该是我老婆，帮我接下电话吧，巡回。"……"喂，老公你到哪里了？"安静的手术室内听得格外清晰，"老婆，那个，你听我说，我这刚下班的时候，又有1台手术，你先吃晚饭，给我留着……"嘟嘟嘟，还未等阿拉伯王子说完，电话那头就挂了。他的脸上有些慌张，"这么怕老婆啊，王子。""哎，这周都晚上10点多到家的，今天答应她的，晚饭都做好了，这下起码开（刀）到10点多，回去要跪搓衣板了。"说毕，王子又继续专注着手术，房间里只剩下了患者呼吸机均匀的运作声。

铠甲胸与吉普赛人

"乳腺癌患者的临床特点：铠甲胸、卫星结节，这个是重点会考的。"闷热的午后，下课后的我穿着白大褂来到临床肿瘤科见习。带着一份护理病历的作业，我们像一群快乐的小白鸽飞进了乳腺癌病房。我来到一位漂亮的中年阿姨床旁，和她拉起了家常，她来自东北，操着一口北方儿化音，开心地和我说看着我们那么年轻，想起了她年轻读书的时候，那真美好，可现在得了乳腺癌只能躺在这苍白的病床上，承受着痛苦。我关切地询问她哪里不舒服，她告诉我，自己年轻的时候不懂，胸部和胳肢窝下一直痛也不去看（病），直到看（病）了就治不了。说着，她解开了胸口的纽扣，说道："你看直到胸口变得很硬、很痛、出血我才来看。"我用手拍着她的肩、将床帘拉上，只见阿姨的胸部及乳房的皮肤都已硬结成块，触之如革，那是我第一次深刻地理解到什么是"铠甲胸"。

此时，带教老师正好进来给患者做护理，一名剃光头的中年阿姨正在和隔壁床一位眉头紧锁的年轻患者说话："听我的，没事儿的，就像我一样剃光头，挺好，清爽。"带教老师看着年轻患者掉满头发的枕头，一边更换枕套，一边询问："怎么啦，美丽的姑娘？"年轻患者说道："我现在头发一掉一大把，给你们添麻烦了。"老师笑着说："小事儿，你头发掉得厉害的话，可以试试淘宝上买个头巾带哦，买的话最好是全棉质地柔和没静电的，很时髦的，戴好再配上一副大圆圈耳环，像外国吉普赛人，潮得不得了。"说毕，便带着患者一起搜索头巾，原本气氛低落阴霾的病房又热闹了起来。

演唱家

演唱家是一名结肠癌晚期一线化疗失败晚期靶向治疗的老年患者。第一次与她相遇，是在门诊化疗室，她的声音悦耳且洪亮有力，一抬头便看见一张满脸灿烂笑容的老太太的脸，她宛如军队点名似的报出她自己的名字。她是 21 天的化疗方案，其他患者每次来总是愁容满面，而她总是精神百倍，乐观开朗，有时还能听到她笑着唱歌给她老伴听。在多次接触中，了解到她是一名美声的音乐老师，肿瘤骨转移且已化疗 3 年，这次又复发了，她觉得自己有信心战胜疾病，自己在闲暇时还会继续教唱歌，只是对象不是大学生，也不是在教室里，而是在晨锻炼的花园里教一起玩的"老"朋友们，而我每次看见她都会像叮嘱小朋友一样的多次告诉她要注意多休息，靶向药有一些"青春痘"（痤疮样皮疹）症状、或是血压升高都是正常的，不要担心，自己多注意观察就好。

有一次，我近 2 个月没看到演唱家，再见到她时人整个瘦了一圈，无精打采地。老先生告诉我上个月体检转移到肺了，老太太很痛苦，现在吃饭、呼吸都难受，也不太去教别人唱歌了。输液时，演唱家老太太抓着我的手和我说："我每次来这里（化疗）都很开心，你总是耐心地听我唠叨，指导我要注意量血压，还鼓励我继续唱歌，我很开心，谢谢你。这次不知道老天收不收我，我已经多活了 2 年，我很满足了。"

"被遗忘"的陪护午餐

深秋的下午，一个苍老的声音隔着护士站询问道："请问这是给你们吗？"抬头一看，是一对年迈的老夫妻。护士接过老人的自费门诊医疗本看到疾病诊断"膀胱癌"，责任护士将他们带到了病房。清晨，7 点 30 分，护士站，"哟，拿着么多（术前准备用物）东西，今天你有几床手术啊？""今天 3 台（手术），一台还是全膀胱加回肠造口的（手术），患者已经接了，估计下午得回来。"下午病房里，责任护士来到床旁，"50床家属，你醒醒，你家里人一会儿就手术回来了，你不要睡了，别的家里人呢？""哦哦，好的，我刚刚有点头晕，我马上把这里（床边的杂物）理理好，家里就我一个，儿子在外地回不来""那我让隔壁床的小伙子家属帮你一起抬患者过床吧""好的好的，谢谢护士。"

"50床阿姨，你现在术后4天了，放屁了，可以吃点流质，但是你这开好刀后营养不够，医师给你开了点营养粉冲着喝；还有你欠费了，要去缴一下费。""好的、好的，我们马上去。""还有，老先生，您爱人的手术病理报告我们科室是在术后10个工作日内手机微信上查看的，不然就要等到术后1个半月，你弄不来，手机又没有网络，最好还是让儿子来一次。"老先生低落地低下头喃喃低语道："哎，不争气的儿子犯了事，进了牢房。"责任护士拍拍他的肩膀，"我一会儿再帮你手机弄弄看。"

"护士、护士，50床家属老头晕了！"51床小伙子家属跑到护士站着急地说道："我们看他几天不吃午饭了，就见他一天吃一个白馒头，问他为啥不定（饭），他说年纪大了吃不惯，我前两天还听见他打电话借钱呢。"赶到床边时，老先生已经醒过来。护士关切地问："老先生，听说你几天不吃午饭了，你这样低血糖了，怎么照顾患者呢？"老先生眼睛一红，说道："我们是外地自费的，儿子坐牢，我们老两口每个月还要寄钱给他，剩下的钱全花在这次看病上了，我想给她多补点营养，我不吃没关系。"来到护士站，护士长带领姐妹们讨论了一下50床患者及家属的情况，大家决定自发捐钱给老先生定每天医院的陪护餐，并加上一盒牛奶。至今还记得两位老人出院时感动涕零的样子，而护士姐妹们只是不断关怀地叮嘱他们走路慢一点，回去记得我们教过如何换造口袋的方法，遗忘时再将健康教育的纸片拿出来看看，然后目送着他们，祝他们平安健康。

读书、实习、临床工作至今，还记得本科毕业之时举起右手一起高声朗读出为医治人类病痛奋斗终身的希波克拉底誓言，也还记得初读提灯女神南丁格尔《护理札记》时，那句"护理，是上帝交付人类的完美艺术，至上的爱固不可少，还要为它倾尽全力。"作为一名忙碌于临床一线的医护人员，我带着当初学医的踌躇满志，穿过了人山人海，最后，每天在病房患者的笑容中，我看见了来这里工作的平凡答案。

（泌尿外科　高健慧）

医 路 修 行

何为"医者的修行"？

其实，医师对患者，"有时是治愈，常常是帮助，总是去安慰"。很多时候，心怀善意，慈悲为怀，这将是医者毕生的修行。

前几天，阅读了一篇是有关佛陀慈悲的故事。说的是释尊有一次外出，正好遇到一只饥饿的老鹰追捕一只可怜的鸽子。鸽子对老鹰说："你放过我吧！你现在是在捕食，错过我还有下一个；我现在是在逃命，我的命可只有一条呢。"老鹰说："我何尝不知道你说的道理！但我现在饿坏了，不吃了你，我也没法活。这个世界大家活着都不容易，不逼到绝路上我也不会紧追不舍的。"释尊听了慈悲心起，就把鸽子伸手握住，藏在怀里。老鹰怒火中烧，只好跟释尊理论说："释尊你大慈大悲，救了这鸽子一命，难道就忍心让我饿死吗？"释尊说："我不忍你伤害这无辜的鸽子，也不想你白白饿死。有道是我不入地狱，谁入地狱。"于是释尊就取出一个天平，一边放鸽子，另一边放上从自己身上割下的肉。这鸽子看上去虽小，但无论释尊怎么割、割多少肉似乎都无法托起它的重量。当释尊割下最后一片肉的时候，天平终于平衡了！天地风云为之变色，真正的佛祖诞生了。这个故事我看了很多遍了，初看像是小说。后来才明白，毕竟我等凡夫对于伟大佛陀大慈大悲的胸怀是很难理解的。后来读《金刚经》，有一段佛陀做忍辱仙人的描述，可印证此故事。

医者的修行是在医院、在病房、在门诊里头磨炼，历事炼心。是的，有时是做不完的手术，来不完的急诊；有时是患者和家属的不理解；有时是晚上，嗯，12点躺下，没多久被叫起来，处理一下，又躺下，又被叫起。眼睛睁不开了，冷水冲冲清醒了，继续……是的，顺境、逆境、善缘、恶缘，这些磨炼太辛苦。可是，如果你不历经磨炼，你怎么能获得成就，如何成为真正的圣者？医者，请试着对身边一些事物感恩，对你好的或不好的患者、医师、领导、同事，你都应该心怀善意，要知道，没有那些逆境，怎么能够晓得你自己工夫在提升，这个提升的过程就是修炼的过程。

学会爱吧！爱的意思是：对他人生命的持久关注。当你能理解一个人的苦衷，这才叫爱。如今，我们的大多数医师都只停留在更浅一点的层面，是太累了吗？还是内心不够丰满？他们希望遇到的每个患者都能理解并包容他们的苦衷，所以结果必定让人失望。有没有想过，把它倒过来，尝试着我们去理解患者的一切苦衷。你会发现，当你会"给予"的时候，你已经开始了你的医路修行。

真正学会了爱别人，我们就可以圆满地完成自己的医路修行了吗？

其实未必。

我认为，这种慈悲还必须包含对自己的关注。

学会爱自己、宠自己。医者的身份，经常逼得我们不得不用粗糙的方式生活。前方医路漫漫，总有某段路，只能你一个人走；总有许多事，需要你一个人扛。有一个人任何时候都不会背弃你，这个人就是你自己；爱自己，多一点阳光灿烂，少一点烟雨凄迷。我们是医者，也是普通人，也是很不完美的人，但我们要接受不完美的自己，学会对自己好点。学会改变，学会把关注的方向转向自己。我们对自己的关注就是：照顾好自己的身体，照顾好自己的情绪和感受，照顾好自己的喜欢的一切。不仅是要照顾好，还要保护好，不被轻易剥夺和破坏。再忙、再累，也要吃饱饭，泡个澡、早点睡觉，有效控制不良情绪，保持足够的精力！

所以，医路修行需要爱，爱需要慈悲，而慈悲，先对自己。

有一天，完成了修行之路，恍然之间你会发觉自己的蜕变。

（中西医结合科　吴彩军）

美丽的误会

每个故事都有适合它的讲述。没有金章玉句，没有丽句清辞，有的是一颗在不同季节却四季如春的暖心，有的是一颗兢兢业业、一丝不苟的韧心。在不同的岗位，发挥着彼此相应的职责。

你好，我们是药师。

"谢谢你啊，医师。"这是一名患者家属在打针间感谢我对患者随访时所说的，他并不知道，我们是临床药师。

那天是这位患者的第 1 次化疗。在第 1 次化疗之前，和其他首次化疗患者一样，他们会到"化疗用药宣教与药物咨询室"中进行咨询。临床药师会对他的化疗方案及化疗预处理用药、基础疾病用药等进行化疗前宣教，保证患者在化疗期间用药的准确性和合理性。在宣教之后，临床药师会继续跟踪随访患者，对于化疗过程中和化疗后出现的常见不良反应予以指导。在帮助这些患者的时候，他们大多都十分感激，又会说："谢谢你啊，医师"。很多时候，我们笑笑："没关系，我们只是临床药师，这是我们应该做的。"

或许这是个美丽的误会，但我们是一名药师，我们关注着患者的合理用药，我们愿意为患者的用药安全添一份力。

2016 年 3 月 18 日下午 3 点左右，门诊预约系统和病区的系统突然出现故障不能使用，而此刻楼下门诊排队预约的还有几十位患者，门诊无法预约刷卡，静配中心无法提取信息，无法生成静脉输液标签，无法配置药品，接下来的正常工作全被打乱，晚班也无法正常开始，而患者在楼下已经焦灼不安。在得知短时间内无法修复系统的时候，我们的同事第一时间到打针间亲自去安抚患者的情绪，而当天上早班本该已经下班的人员全部都毫不犹豫主动留下帮忙。为了保障患者当天的用药，我们采用最原始的手写标签的方法生成输液标签，按照发票、注射证明单逐一核对名称，剂量、配伍禁忌等。此时，化疗冲配仓里面的同事已经连续工作了近 10 个小时，但是时间紧迫，没有一人懈怠，在我们的努力下，最终妥善地解决此次的突发事件。

肩负使命，继续前行，心向暖秋，柔韧绽放，当那句"感谢"变成"谢谢你，药师"，就是对我们最好的认可。因为这个美丽的误会，让我们意识到，我们还有一段很长的路需要走。而想让大家都认识到药师这个名字，或许我们要做的不仅仅是这些。但即使还有一段路程，即使风冷雨凄，只要心头的火光不灭，谁还能浇息你的梦想呢？

抬头看云，低头成长，不畏酷暑和严寒，永远怀抱一颗温暖的心，这便是我们。我们愿做个逗号，永不停止追求，学无止境。愿终有一天让这个美丽的误会变成一个个美丽的故事。

（药剂科　黄冰倩）

认识真实的医疗才能正视医患关系

近年来，各种伤医事件，各种医患纠纷频起，不得不让我们正视，究竟是从什么时候起，我们的医患关系走到了这般田地，又有谁会想到，救死扶伤的代价居然是对于自身生命的威胁。

大牌专家一号难求，门诊大厅里外 3 层，流程不清一头雾水，等候排队心烦急躁，这是大多数人对于目前医疗环境的切身感受。光鲜超能又多金，这是大多偶像剧给大众打造的并不真实的医者形象。事实上，作为直面病患的医师，不但承受着工作和科研的压力，还默默地承受着因为各种原因而造成的矛盾。

伤医事件一出，朋友圈几乎被刷屏，曾经我也因为愤怒而频繁转帖，但之后逐渐意识到，负面的传播只能激起双方更多的不理解，医患关系的转变应该通过更多正能量的传播，让大众了解背后真实的故事。生死相依，这才是医患之间真正应该存在的关系。医患矛盾不是一蹴而就，医患关系的缓解也肯定会经历漫长的过程。这时，"人间世"应运而生。

直面真实，医师不是医神

一般故事的套路是:患者命悬一线，手术惊心动魄，最终大获成功，患者感激涕零。长期以来，公众心目中的医师，一直是带着能妙手回春、气死回生的光环，这种只允许成功不允许失败的期待对他们来说压力太大了，也是超出目前医学所能达到的领域的。

为了在有效时间内顺利进行移植，医师亲自驾车赶赴常州市摘取供体心脏;血浆告急，紧急调配，为抢时间，医师用双手焐热;医护人员轮换进行2个多小时心肺复苏式术;即使希望渺茫，即使带病上阵，也不放弃一丝希望，这，是真实。因为吃海鲜中毒导致多脏器衰竭多番抢救无效的24岁青年;即使成功完成全身主动脉替换却没有挺过术后第2天的马方综合征患者，这，是现实。

我们必须明白，面对生命，只要尚存一丝希望，每位医师都会倾尽全力救治，但是医师不是神，总有一些医学尚无法达到的地方。只有了解背后的真实，理解无奈的现实，医患之间才能建立起彼此信任，站在同一阵线共同努力。

统一战线，医患配合

面对疾病的挑战，是一分一秒也不容许耽搁的。事实上，由于一些误解或错误决定，很有可能错过了黄金救治时间。家属坚决要求前往距离较远的三甲医院进行急救;因为手术有风险而迟迟做不了决定;因为手术不成功而大打出手，这些画面我们并不陌生，但也希望能得到家属的理解，我们的目标是一致的，双方配合才能完成顺利治疗。

家人患病，希望能得到最好的治疗的心情都是能够理解的，不合理的决定可能来源于急切的心情，也可能来源于相关知识和信息的缺乏，希望通过"人间世"，能有更多人明白，如何在最短的时间内做出最正确的决定，配合医师做好治疗工作。

共同努力，携手并进

当然，医患关系也有温馨的一面，有患者或家属结束治疗后主动要求加入患者沙龙，希望用自己的经历鼓励同病相怜的患者积极接受治疗；也有家属还是在中秋发来了感谢短信，即使家人最终没能逃过死亡关，却仍然感谢医师不眠不休的治疗和陪伴；也有家属愿意捐赠轮椅使更多患者获益，这些温暖的场景无疑是最好的支持和鼓励。这就是医患之间的温度。

从某种程度而言，疾病是一场全人类的战争。之前也提到，有些领域是医师和医学目前都无法企及的，如一些患者只能等待匹配的器官源接受移植。很敬佩那些决定捐献器官的家属，他们还无法接受失去亲人的痛苦的同时需要及时作出是否同意器官捐献的决定。"为了让更多家庭不再重复我们的悲剧，我们愿意捐献"，一个孩子的父亲握着笔，良久才颤颤巍巍写下"放弃治疗"4个字，这个决定很难，却使3个几乎绝望的患者重获新生。

"人间世"里有一句话特别好，医师最困难的不是面对失败，而是面对这些失败带来的种种挫折，却不丢失最初的那份热情。希望这部纪录片，能还原真实，得到更多人的理解和支持。

面对生死关头，医患，甚至患者之间应该互相依存，因为我们都是为了同一个目标而努力。

（院长办公室　陈　钰）

倪泉兴：交手"癌王"，壮心不已

他的人生是一本书，他向我打开时，是平铺直叙的。"文革"参加红卫兵，四川医疗小分队，华山普外科得遇恩师，花甲之年再闯难关——人生的又一转折点，每每转折之时，常有贵人相助，他云淡风轻，不动声色的叙述，却让我忍不住想拥抱他。

肿瘤医院胰腺外科教授，主任医师倪泉兴，我国著名外科学专家，从事外科医、教、研工作50余年，曾担任华山医院大外科主任及普外科主任，复旦大学胰腺癌诊治中心主任，熟悉普外科各种临床疾病的诊治，对处理胰腺、肝脏和胆道各种良恶性疾病积累了丰富的临床经验，在胰腺肿瘤外科领域，在业内享有极高的知名度。

"一些患者术后多年，闯过了性命攸关的生死线，当他们再来看我的时候，真得比吃红烧肉都开心。"他没太多嗜好，一盘青菜，几块红烧肉下肚，就心满意足，"都知道我爱红烧肉，浓油赤酱，文火炖得酥烂，入口即化的那一种，味道真得好极了，我有很多同事、朋友常常烧了肉带给我，我真是感谢他们！但是现在不能多吃了，血脂有点高了。"

他已经七十有三，还"战斗"在手术台上，但他不站主刀的位置，而是给年轻医师机会。但虽然他处于一助的位置，但重要操作一点也不马虎，"我很久不做主刀了，我乐意看到自己的学生一个一个地快速成长，踏踏实实地进步。不过他们说，有我在边上，他们心很定，不慌张，知道再难的手术，有老师在，都拿得下。"

他让我足足等了2个小时，因为临时有个活动，他必须去。"抱歉、抱歉，上海医学院90周年院庆需要合影。"我想，他一定想起诸多往事，临危受命，单骑闯营，他在华山医院普外科撑起了一面大旗；在他当外科主任的那些日子里，胰腺、乳腺、胃肠肿瘤、腔镜手术、肝移植、血管外科等全面发展。在我笔下的华山派很多名医，都出身于他的帐下。他扶他们上马，送一程，送到对方扬名立万，他乐于看到他们个个成才。

"我是退休后才去肿瘤医院的，不为名利，只为一句承诺。"他坦言，当年一位从上海出去的中央首长，在病床上握住他的手说："倪教授，我生了胰腺肿瘤，我想以后这种疾病还会多起来，你能否回去建立一个胰腺肿瘤专科，搞一个胰腺肿瘤的研究所，你一定要把这个学科搞起来。"他说，"您放心，只要我一息尚存，我会努力的，一定完成您的嘱托。"

在他师从张延龄教授那天起，交给他的研究课题就是胰腺癌的诊断和治疗。与胰腺癌这个"癌中之王"，他已经与之搏斗了近 40 年。他还记得张延龄教授给他这个课题的时候，他的眼神里没有一丝犹豫。2010 年，他来到了肿瘤医院，在那段建科创业的日子里，妻子不幸罹患癌症，他和他的爱徒亲自动的手术，术后经过了医院各科医师的悉心治疗，仍然挡不住死神的降临。他说："那段时间真是太辛苦，也没有好好照顾她，心里觉得很闷，很对不起她。"

我特别佩服这位老人，我想他一定读过海明威的《老人与海》。老人与大海交手数十年，海明威与世界交手数十年，而他与肿瘤交手数十年。

我告诉他，海明威早年的小说都醉心于写硬汉，他的名言"人生来就不是为了被打败的。人能够被毁灭，但是不能够被打败"成了许多模仿者的信条。但当这个捕鱼者最终从海明威的笔下现身出来时，已经成了他本人，开始苍老，开始思考人所不能超越的某个极限。

"但是，桑地亚哥的那双眼睛，还是跟海水一样蓝，是愉快的，毫不沮丧的。打鱼归来，他还能梦见狮子。"他听了，朗声说道。

是的，我想，面前这位堪称伟大的老人，他也能梦见狮子。

逐梦赤子心

半个月前，倪泉兴和旧时普外科的同僚与后辈一起为上医 90 年庆典拍摄纪念照。环顾四望，身边围满了年轻面孔，意气风发，宏愿在胸。

几十年前，是那些更年轻的脸庞，志愿去祖国的西南山区从事医疗卫生工作，他不记得那时候是否有留影，却丝毫不妨碍回忆。立秋第一缕风吹过，恍惚间，好像又回到了那个热血沸腾的年代，那段刻骨铭心的日子……

倪泉兴说，"去四川算是他人生的第一个重要转折点。

1969 年，倪泉兴的师兄师姐组建了一支"祖国医药探索队"，这支小分队深入四川涪陵山区农村。他也怀揣一腔热情，决心为蜀地人民解决疾苦出一份力。他踏上了漫漫征程。在四川，他一待就是 10 年。

刚开始，他们从黔江到彭水，从丰都到石柱，哪里需要就到哪里去。后来被分到南川县医院；经历了内外科的临床锻炼，长了知识，长了本领，后来因工作需要调往卫生局做了 3 年行政工作。但他的心里无一刻不牵挂着临床。直到有一次，专区医院收了几位严重烧伤的患者，伤势之严重，令人手足无措。倪泉兴闻讯，立即主动报名参加抢救小组，和小组同事一起奋斗了 1 个多月，也建立了深厚的感情，这感觉如鸟投林，也让专区医院的领导对他刮目相看，自此以后他就在这个医院工作。当时外科的主任特地为他配了一位老师做指导——他外科医师道路的第一位重要的启蒙老师。

迎难而上

1975 年，倪泉兴得到机会回上海进修，这是一个很好的学习机会。1978年，他又在华西医院胸外科进修了 1 年，为他的外科生涯奠定了良好的基础。1982 年研究生毕业后，他留在华山医院工作，直至 2010 年 1 月 21 日退休离开。他坦言，这是他人生第 2 次转折，人生压力最大的时期在华山医院，知识的长进和经验积累最好的时期，也在华山医院。

他还记得，院长宣布他正式接替普外科前任主任的工作，是 1997 年 1月 1 日零点。

"当时科里还有年资更高的前辈们，加上不久后前任主任吴树强老师因工作需要去了澳门。有人说，外科要乱了，接下来如何带领科室前进，如何服人？"这些都令倪泉兴倍感压力。当时他心中默默地盘算着，1年稳定，2年起步，3年发展。而后，接踵而至的手术任务由不得他过多疑虑，马上就迎来了作为主任的"第一场考试"。那是一位需要做急诊胆道手术的患者，手术台上医师却找不到他的胆总管，半夜里倪泉兴风风火火赶到医院，成功找到了胆总管，挽救了这个化脓性胆管炎患者的生命。

"第二场考试"是一位被汽车撞伤胰腺破裂的患者，需要做胰腺修补手术，他又匆匆赶来，会同手术医师一起完成了手术。

"第三场考试"比较复杂。半夜里，一个有门脉高压的患者患急性胆囊炎，值班医师进行手术时患者出现大出血。患者的胆囊手术做到一半，胆囊动脉和来自肝内曲张粗大的静脉破裂，霎时间血流如注，出血7 000毫升。台上的同事紧急求援，他又从家里被叫到医院。好在倪泉兴有良好的心理素质，临危不乱，冷静迅速地处理了出血的血管，解决了问题，通过这段时间在科室的临床表现，也让他在科室立威。

3场手术，3次他的"入职考试"，为他作"主任"的身份打下了根基。

"在其位，谋其政，尽其职。主任不是只有名号好听，肩上的责任也很重。"面对发展中诸多问题与巨大的压力，倪泉兴细致分析，逐一击破。

首先是学科划分。普外科有30多人，倪泉兴就任之前，亚专科不是特别明确，之后，他将它细分为乳房、甲状腺、胆胰、胃、肠、肝移植、腔镜手术、血管外科等专业组，奠定了之后普外科的发展方向。

其次，是学术研究交流的资金问题。胰腺研究生课题一开始资金困难，第一笔经费来自一位病员捐赠的2万元，后来用于胆囊肿瘤的课题；第二笔资金是向卫生局申请的5万元，发表了一篇论文，培养了2名学生；第三笔申请到了20万元，又能培养一些研究生，同时为之后申请大项目打下基础。再后来就是，卫生部重点课题的180万元，加上配套，之后又叠加1次。

学术交流上，1999年，华山医院承办了首届全国胰腺癌早期诊断和综合治疗新进展学术研讨会，邀请了到了当时全国学界数十位著名人物，有我国著名的外科泰斗裘法祖院士等。2001年，举办第2届全国胰腺癌早期诊断和综合治疗新进展学术研讨会暨第1届"华山胰腺论坛"国际会议，请到了倪泉兴留学时的副导师霍华德·利伯（Howard Reber）教授，还有德国最有名的胰腺外科专家伯格尔（Burger）教授，以及来自英国、日本等世界各地的专家学者，还有我国香港著名专家刘允怡院士。

这段时间，华山医院普外科的学术交流在倪泉兴和同事的努力下红红火火，不仅胰腺方面，胃、肠、血管等亚专科分别举办了各类会议，可谓是"几朵金花同时开"。"那段时间，我感觉整个普外科已经全面开花，大家可以你追我赶，互相学习，肩上的担子，总算轻了一些。"

挑战"癌中之王"

倪泉兴擅长诊治的胰腺癌被称为"癌中之王"，以治疗困难、死亡率高著称。很多胰腺癌患者发现时已是晚期，目前仅有约 20% 的胰腺癌患者有手术机会，即使是接受手术的患者，有相当一部分在 1 年，甚至半年内就会复发。

然而倪泉兴深知，医学最忌讳"怕麻烦"，越是治疗困难、人才少，就越需要医务工作者扑上去。要明知山有虎，偏向虎山行。

于是，与胰腺癌打了半辈子交道的他，在华山医院做了一个决定：要在国内建立干实事的胰腺肿瘤中心。2005 年，为了进一步开展胰腺疾病的研究，更好地培养人才，经复旦大学批准成立了复旦大学胰腺疾病研究所，推动了华山医院胰腺肿瘤的研究。

鉴于近年来胰腺肿瘤的发病率不断上升，预计到 2030 年发病率要超过肝癌。其次，国内这方面的资源与人才落后，整体与西方差距悬殊，如果现在再不储备人才，到时候只能跟在西方的研究后面"挨打"，患者的实际问题也得不到解决。此外，前中央领导在病床上的重托令他挂记。他答应领导，只要有条件，就要设置胰腺肿瘤外科，建立胰腺肿瘤研究所。

于是，在倪泉兴退休后，他来到肿瘤医院，着手实施计划。

跟所有新建立的科室一样，一开始胰腺外科也面临经费不足、床位少的问题，同时人手也不多，就一支 3~4 人的"胰腺外科小分队"。最初没什么患者，来就诊的也都是非常复杂的患者，第一位患者需要换血管，但没有血管，最后还是到中山医院的仓库里找来换了，他和团队从早上9点忙到晚上1点，最后患者的血管接起来了，他的脚却肿了。

但是，困难从不会轻易将倪泉兴打到，既然决定留下，就一定要成功。"来此不为名为利，而是为了百姓利益，守一份承诺。准备此事时我都65岁了，害怕再过几年没这个精力，还好得到了很多领导的理解与支持，最终和团队一起把事办成。"

目前，到胰腺肿瘤外科门诊就医的胰腺肝胆肿瘤患者来自全国各地，已达15 000人次/年。近几年实施手术达1 000台以上。2016年，胰腺恶性肿瘤相关手术达907例。2017年1~6月份完成此类手术达476例，位居全市第一，在国内处于领先地位。同时，科室也积极开展各项研究，以延长胰腺肿瘤患者的生存期，明显改善患者的生存质量。

当问起"封刀"之后准备做什么，倪泉兴说："等'封刀'之后，想写写回忆录，整理医案。将自己多年来的经验和研究以文字的形式继续传承下去，就像器官移植，一个生命的结束不代表终结，它在新的生命里将重放光彩。"

这些年，他在医院内阅尽人间百态，却错失了世上万般风景。"祖国的大好河山，也想抓紧时间亲眼去看看。"

（晔问仁医　唐　晔）

虞先濬：人的精力有限，但是努力可以无限

"你看我的学生鹿语，我就很欣赏他，他自己改编填词的《平凡从医路》，网上有500万点击了，他自己的家庭生活也相当幸福，阳光、积极。"他在夸他的下属，坐在我身边这位帅气、沉毅的年轻医师。这番场景，我想很容易让他回想起当年他的老师倪泉兴教授和他相处的岁月。

虞先濬是上海市胰腺肿瘤研究所所长，复旦大学胰腺肿瘤研究所所长，

复旦大学附属肿瘤医院胰腺外科主任，中国抗癌协会胰腺癌专业委员会候任主任委员。擅长胰腺、肝脏和胆道恶性肿瘤根治性手术与介入微创治疗。常规开展全胰腺切除，后腹膜扩大淋巴清扫联合门静脉置换术等高难度手术。

"早期的胰腺癌患者，根治术后5年生存率已经达到40%了。但是晚期的，我们还在苦苦探索。"科室全年近1 000台手术，他会做到1/2，他的患者大多数是全国各地慕名而来。"我见过最让我感动的，卖了房子、卖了地，送母亲来治疗。在上海期间，儿子四处找活打工，媳妇在医院伺候老娘，寸步不离，手术完了，儿子非要谢我，说：'医师，这是老家自己磨的麻油，您尝尝。'一瓶瓶麻油，儿子背着走了千里。"

当谈到临床医师与科研的关系，对一种论调他表示不敢苟同，"不能执意把科研和手术切割开，不能说我们外科医师是开刀匠。医师是受过高等教育的知识分子，开刀需要思考，新技术的创新更需要研究，一个真正的好医师是科学家，甚至哲学家，有推动人类历史向前的使命。"

他坐在我对面。我在想，这是个怎样的人呢，5米之外就能感受到他的气场，他说话直率，一针见血，并无顾忌。我想，这种气场下，才有虽千万人吾往矣的勇敢，毕竟，他直面的是"癌中之王"。从一开始，他就相信自己，光明磊落，勇者无惧，心昭日月。

"必须勇敢，什么都不怕，就算下不来台，我也不怕。"他说。他第一台独立操刀的大手术，手术胆漏，他涨红着脸抢救，豆大汗珠往下淌，后来导师倪泉兴赶来救场，方能化险为夷。

20世纪末，华山医院普外科创始人之一张延龄教授教给倪泉兴教授一个课题，胰腺癌治疗。从此，他也跟着倪教授开始挑战令同行望而却步的领域。

说到恩师的栽培，他甚至眼圈见红，"师父、老师和父亲，他是我见过最好的人，一个真正的共产党员。倪老师谆谆教诲，手把手带大我，必须有所突破建树，这才对得起他。"

他读史书，《二十四史》《资治通鉴》，琢磨烽火烟尘中的人与事。最爱三国的诸葛孔明，幼年时一册《五丈原》连环画，让他大放悲声，感慨孔明大才，受任于败军之际，奉命于危难之间，面对益州疲弊，危急存亡之秋，鞠躬尽瘁，死而后已！

　　他也喜欢曹操，胸怀大略，求贤若渴，东临碣石，以观沧海，老骥伏枥，志在千里！我点头，我想推荐他一部 20 世纪日本陈舜臣的作品《曹操》。那本书，我大学里读了，影响了我的人生。作者给了我们另一个历史观，一个充满了人文色彩，让我们很亲近的历史。原来曹操也会耍小性子，也有快乐与忧愁，他的生活不只是东征西讨，他也有自己的情感生活，有自己的初恋，有不如意，也有满足。他只是为人尽事，做自己所能做的事，偶尔发发疯，偶尔抒抒情，悼念一下失去的亲人，想念一会远方的朋友。

　　"曹操，是一个英雄，也只是一个男人。"他说。

授业恩师

　　虞先濬的从医之路有些偶然。

　　他的母亲在 20 世纪八九十年代的时候，经历了 2 次误诊。第一次生病，去家附近的中心医院做检查，被诊断为脑瘤。在那个一提起癌症就被认为是绝症的年代，这对于一个普通的知识分子家庭是晴天霹雳。全家人放下所有事情，去华山医院神经内科找到专家做进一步的检查，却被告知并无大碍，是误诊，吃了药很快就痊愈了。

　　这件事在虞先濬心里留下了深刻的印迹。后来，他从上海四大名校之一上海交大附中以优异的成绩考进了上海医科大学，并且本科毕业成绩优秀，留在了华山医院外科。大学期间，他的母亲又一次被误诊为了直肠癌。这一次，他找到了华山医院的老师蔡振鑫教授，重新诊断，蔡教授一接诊，就看出是被误诊了。

　　亲人 2 次被误诊的经历，让虞先濬坚定了刻苦学医并立志外科的念头。

　　进入上医，受到很多前辈先贤的感染，加之受严谨的校风影响，他心沉下来，人也稳重了。"上医的校风是严谨、求实、团结、创新，我天性活泼、跳脱，上医改变了我，并给我树立了很多榜样，给了我诸多思考——在医学这个艰苦的行业里前行，是必须要有一点情怀的。医师做到头，不是为了谋生，而是一种追求。那些放弃了国外优厚待遇，舒适生活条件的医学前辈们，他们从国外归来，报效祖国，救死扶伤，绝不是图名利，他们都是有追求、有情怀的人。"

虞先濬坦言，自己的老师倪泉兴教授对他影响很大。

虞先濬记得第一次见到倪老师，老师戴着一顶白布帽子，正亲切地与人讲着话，带有点上海本地口音，那种质朴平和一下子让虞先濬感到十分亲切。正寒暄着，倪老师接到一个手术室的电话，风风火火就赶过去了，"一听到手术，倪老师就变得异常兴奋。我是他的第一个学生，他对我是真正的言传身教。老师授业予我，并且给了我发展的平台，希望学生能够比自己更好。他是一个榜样，一个正直的人，一个真正的共产党员。"

挑战"癌症之王"

虞先濬独立做的第一例手术就是开阑尾，说起来有点"赶鸭子上架"。

那是他第一次值夜班，凌晨5点来了一位急性阑尾炎患者。值班室里只有他自己，就被叫过去了。进了手术室，第一次要真刀真枪地上，他就愣在那里。

护士长见这个年轻医师有些犹豫，就对他喊："别磨磨蹭蹭的，快点手术，还有很多事情呢！你是普外科来的新人？赶紧消毒，我教你怎么做！"然后，这位气场强大的护士长，向他详细讲解了步骤和注意事项，虞先濬就硬着头皮上台了……

什么都会有第一次。可以做大一点的手术了，第一次开胆囊就发生了胆漏，他与另一位医师手忙脚乱，汗流浃背，心头一阵一阵发凉，最后还是倪教授去救的场。"外科医师不能害怕手术失败。如果第一次手术失败给你极大的挫败感，那说明你并不适合做一名优秀的外科医师。我的心理素质还行，优秀的外科医师要有一种气质，要勇敢，能够镇得住局面。"

师傅领进门，修行在个人。随着手术器械、手术理念的变化，外科的发展日新月异，分类也越来越细。1996年年底，倪泉兴教授开始担任华山医院大外科主任。当时华山医院普外科需要寻求新的突破点。在华山医院终身教授张延龄的建议下，倪泉兴教授选定了胰腺癌作为一个主要的发展方向。从此以后，虞先濬也跟着倪教授开始挑战这同行望而却步的领域。

胰腺癌是一种恶性程度很高、诊断和治疗都很困难的消化道恶性肿瘤，5 年生存率 <5%，是预后最差的恶性肿瘤之一，被称为"癌症之王"，在这个领域想要有所成就，绝不是一时一日能够达成的。但是一旦有所突破，必将举世瞩目。

在每年超过 500 台胰腺癌根治术、近千例总手术量的挑战下，虞先濬接过了倪泉兴教授身上的重担，艰苦创业，在复旦大学附属肿瘤医院胰腺外科的基础上，"临床为本，科研为魂，胰路前行，勇攀高峰"，医教研齐头并进，取得了令人瞩目的成果，创建了复旦大学胰腺肿瘤研究所和上海市胰腺肿瘤研究所；带领他的团队，使胰腺癌患者术后中位生存期得到了明显延长，并取得患者 100% 的满意率。

敢于承担的勇气

近年来，帕瓦罗蒂、沈殿霞、乔布斯等名人患胰腺癌相继去世，引发了社会关注胰腺疾病。因为其极低的生存率，导致患者几乎在确诊的那一刻，就注定很快面临着生离死别。虞先濬见过了太多的离合悲欢，有美好，也有丑陋。很多时候，人性和道德在巨大的打击面前，是经不住拷问的——大难临头各自飞的状况经常发生，但是，的确也有许多故事，感人肺腑。

"如果即使可以手术，也只能延长几年的生命，却要花光所有的积蓄，你会怎么选？"虞先濬遇到过一个患者，在当地被"宣判"无法手术根治，儿子为了将老母亲送来上海手术，卖掉了县城里的房子，花光了积蓄，虽然只是延长了几年的生命，但是他们一家人很满足，后来搬到了农村去住。虞先濬不知道，这个手术做了是对是错，是值得还是不值得，这中间到底有没有一个合理的选择。"胰腺癌，手术开掉了，能多活几年吧。但是儿子一家以后的生活呢？亲情的种种羁绊下，没有完美的答案。"

谈起多年以前，有一位老人因急性化脓性胆管炎送到医院急诊，如果不及时手术必死无疑。但是因为手术难度和风险极高，老人的两个儿子生怕人财两空，没人愿意签手术知情同意书。虞先濬的老师倪泉兴教授赶到急诊，了解情况后，一场"劝说"，"逼"着两个儿子把手术知情同意书给签了，然后亲自为老人做了手术。虞先濬从老师身上学到了敢于承担的勇气。"真正的勇敢，是你愿不愿意为这个患者承担生或死的责任。"

虞先濬说，自己和老师之间，不仅是师徒之情，更是情同父子。"说句心里话，我们倪老师这一辈子，辛辛苦苦培养了我，我接过老师的担子，名为守成，但是从3个人7张床起步，实为开创。我会把倪老师的这份事业，努力做下去。"

（晔问仁医　唐　晔）

王宇：在时间的激流中学会成长

"主刀医师说，我们尽力，但失败了，对不起。那个术后皮瓣坏死的NASA的工程师很平静地说：没关系，不必道歉，我知道这就像一个登月计划，做了充分的准备，但没能成功。他反过来安慰教授。这是我在美国学习时第一天所见到的医患关系，震惊了，这种信任理解和体谅，根植在他们医学人文的土壤中，而在此相对贫瘠，这不仅仅是医师的问题。"

这位医者是复旦大学附属肿瘤医院头颈外科主任医师王宇。

王宇：2000年毕业于原上海医科大学医学系，获硕士学位。2005年毕业于复旦大学上海医学院肿瘤学系，获博士学位。2007年赴美国安德森肿瘤中心进修。擅长头颈部常见良、恶性肿瘤：甲状腺、唾液腺、软组织、口腔、喉咽、喉肿瘤的诊断和手术治疗。致力于全腔镜、腔镜辅助下甲状腺微创手术、腔镜辅助下颈淋巴结清扫；保留功能的喉、喉咽手术；口腔癌、局部晚期甲状腺癌等头颈部肿瘤术后缺损的修复与重建。作为主持及主要参与者参加十余项局级、省市级、国家级与国际多中心基础及临床试验。主持多项头颈部肿瘤适宜技术推广项目。作为第一及通讯作者在国内核心如《中华外科杂志》《中华显微外科杂志》《中国实用外科杂志》等，SCI 收录期刊 *Head Neck* 等系列杂志发表文章。担任多个国内核心、SCI 收录期刊编辑及审稿专家；在多个全国、省市级头颈部肿瘤、甲状腺专科学术团体担任委员、常委、副主任委员、秘书等职务。曾获多项全国性竞赛奖项。

"刚出校门时，我觉得做好一个开刀匠就挺好了。现在，我对学生说："你是个肿瘤外科医师，一味满足于手术完美、技法超群，而缺乏整体观念，对放疗和化疗都不了解，对疾病哪个阶段适合哪种治疗不思考，即使手术出神入化，结果也不一定是理想的。因为很可能这台手术并非患者此刻最适合的。"他说。

他一直强调整体观，登高望远。而他自己在 2007 年开始研究甲状腺肿瘤的微创，"这在当时有过争议，腔镜的优势在这个领域并不如其他专业那样显著。但是一名外科医师，多掌握一样技术，对患者就多提供一种选择，何况，只有参与，才有话语权，才能提出改变，纠正不当的观念。"

他十分讨厌"唯微创论"这种说法。"我不是微创医师，我是肿瘤外科医师。在详细评估病情后，才能确定是否采取微创手术，还是进行开放手术，炫技和华丽这样的字眼不应该出现在手术台上。"

早上 7 点到办公室，8 点半开始手术，晚上 8 点还不能结束，他经常是 10 点左右走出医院大门，彼时满天星斗。"如果结束时间稍早一些，我会去看看母亲，陪她坐一会，一起看几分钟电视再走，我也没什么可以给她的，看到她此时安好，我的心里就是一片晴空。我希望这样的陪伴，能够很长、很长。"

阅读的时间大部分留给文献。他说去年已经没读过一本非专业书了，但是看电影的习惯还保留着。他家装了投影仪，有一部电影，他会在情绪低落的时候翻出来看，一个人静静坐着，泪流满面。

"《卢旺达饭店》，你看过吗？我喜爱这部影片，这是关乎一个男人的故事，关乎爱与救赎。"他说。

这部影片我看过。影片是真实的故事，事件源于非洲胡图族和图西族首领的罹难，引发两族人之间的猜忌和杀戮。保罗是胡图族人，他有着图西族的妻子和朋友。在杀戮如麻的世界中，他开的这家饭店，就像一个诺亚方舟。在越来越严重的局势中，他奋力救活 1 200 名难民。

"历史从来都是如此。悲惨的故事，淋漓的鲜血，总是轻描淡写地被历史一笔带过。许多年后，人们在茶余饭后谈起，也只是说，那场战争有那么多人死去。数据始终都在，而那些无辜的人们究竟有着怎样的面孔，再无人在意。如果不是因为有这部电影，我不会想起关注 1994 年卢旺达大屠杀。"我说。

他点头，是的，有个记者说，拍了这些又怎么样？那些人看到了会说："噢，真可怕"，然后继续吃自己的饭，过自己的生活。不过，即便在无尽的黑暗里，总有人能手持光明。

"我坚信人性之美。"他说。

从医之路

1974 年，王宇出生在上海。高中时的一次住院手术使他对医学工作产生了最初的体验与好奇。1993 年参加高考，他报考了上海医科大学。那一年，家中有一位表姐刚好从医学院毕业，告诉他，学医之路"无比艰苦"。"入学了才真正体会到这 4 个字背后的付出——相比财经类专业，医学生的生活枯燥、乏味很多，不是在图书馆，就是在教室，本硕连读一读就是 7 年。"

和很多人一样，真正喜欢上医学是在工作之后，有了成就感，觉得能治病救人了，王宇才感受到做医师的滋味。王宇的专业头颈外科是他自己选择的，"经过肿瘤医院科室轮转，对每个科室的地位和底蕴都能感受到，我院头颈外科很强，在全国也有很高地位——科室里的一位老教授拿过国家科技二等奖，其他几位教授也是医术精湛、人品出众，我很高兴能在这个团队工作。"

王宇很用心，他的手术跟过科里很多教授，善于思考琢磨，融会贯通，成为自己的东西。"其实，所有手术都是基于对解剖的了解，对疾病性质的分析，术前整体评估。术前必须做好完整的手术计划，按照步骤，先做什么，再做什么，遇到什么情况如何化解，遇到紧急状况如何应急处理等，就像下棋，没落子之前，先把一切都了然于胸了。"

王宇说："我的手术特点是'节奏感'，内心有一个频率，快慢疾徐都跟着这个频率走，如果遇到难题，我会控制自己的情绪，深呼吸一下，缓一缓。""我不会把焦虑放在脸上。作为主刀医师，我要注意手术团队的氛围。我们手术室会放音乐的，从五六十年代到现在的流行曲都有，但是，音乐必须符合手术的节奏。"

王宇的第一台独立手术是甲状腺切除。那天下午进了手术室，上级医师看了他一眼说，"今天你来做吧"。"这是一次突然袭击，毫无准备就提刀上阵了，虽然紧张，但是兴奋，纷乱思绪只是一闪而过，已经开始了工作。过程很顺利，老师说还不错，但我认为细节的地方还可以处理得更好。独立进行的第1台手术，像一次淬火，是每个外科医师成长的必经阶段。"

不做开刀匠

2007年，王宇开始研究甲状腺肿瘤的微创手术。当时还充满争议，反对的老师问他，为什么要做微创，这不符合肿瘤手术的原则。他都进行了详细解释。

"刚开始时，也有人说这种手术根本就不该做，我听进去了，但是我不肯轻易放弃，我是循序渐进的——刚开始做微创是良性的，腔镜辅助性小切口的。总结经验，我听到过反对的声音，但是我愿意听那些批评和指点。"

王宇坦言，就甲状腺而言，腔镜手术对于介意颈部瘢痕的特殊要求患者提供了新的选择，但能否一定要用到微创，具体可采用什么技术，必须从整体上看。

"什么是整体？我是头颈外科的医师，更是肿瘤医院的肿瘤外科医师。疾病的治疗是一盘棋，医者要站在较高的位置思考，必须符合综合治疗的原则——手术或者放疗、化疗，这些治疗手段如何应用，要面对规范及患者本身。治疗前的评估、治疗方案的选择与规划，学科的整体观念很重要，我不只是一个开刀匠，不是来炫技的。"

王宇给学生上课时，会一再强调整体概念，微创有其存在价值，但也可能不适合在某一类患者身上用。"一个技术能不能推广，要看有没有可重复性，如果只是你个人的独门绝技，其他人复制不了，这也是不能推广的。做腔镜手术的原则，手术之前要有整体评估，手术计划，在允许的条件下才能去做。"

医学观念有待发展

王宇去美国进修过半年，跟门诊、参观手术、学习多学科改造，也观察医院的管理体系。他发现，多数技术国内都有了，但是最大的差异是价值观念不同。"以患者安全为中心，是美国医院最基本的要求，那边的肿瘤科是围绕患者转的。每个医疗人员都很重视与患者的沟通——的确，美国患者确实比我们少，他们的专家一天大概看一二十个患者，但是很明显，沟通交流、人文关怀是深植在每个医师的意识中。这种状态下，患者对疾病，对医师的理解是不一样的。"

第一天随教授去查房，王宇遇到了一件令他震惊的事情：一个病房里，医师对一个刚做完皮瓣再造手术的患者道歉，医师说很抱歉，尽力了，但是还是失败了，皮瓣最终没能成活。患者是一个 NASA 宇航工程师，非但没有恼怒，反倒安慰起来医师。患者说，这就像一个登月计划，计划都很周全，但是发射失败了，不要灰心。

"这在国内几乎是无法想象的，患者对医疗效果的期待太完美了。回到了现实生活中，我算是很注重沟通的，一个病例呈现在面前，一定和患者谈一次话，一是风险告知，二是看家属的反应——肿瘤手术多是择期手术，给予家属一段时间考虑。其实，患者和医师要有一个共识，合作才能对付肿瘤。就像打仗，开战之前，友军之间相互不理解、不信任，那么战役注定要失败。"

王宇认为，医患之间的理解绝不仅仅是靠技术、制度能够解决。"政府提倡消费者权益，这没错。但是在医院里，患者不能把自己当成消费者，这不是买东西，花了钱可以买到一样的产品，不好还能召回。在医院里，你不能有花了钱就是上帝的错觉——医学本就是不完美的学科，有着无法规避的风险；而且每个人的个体都是独特的，同样一个手术可以成功，也可能失败，而即使成功，不代表一定能治愈。医学是个难题，我们只能相互扶持着，尽量走得更远。"

（晔问仁医　唐　晔）

朱耀：我希望可以将 100 种方法放在患者面前，这是我期待的进步

朱耀，复旦大学附属肿瘤医院泌尿外科副主任医师，擅长高危前列腺癌扩大根治和淋巴结清扫手术，保留性神经的前列腺癌微创根治术，复发性前列腺癌的挽救性手术，前列腺癌多学科综合治疗，阴茎和睾丸肿瘤的微创根治术和综合治疗，泌尿男生殖系统肿瘤的诊断、治疗及预防。

采访笔记

"那天傍晚，我下班时看到医院门口有一家人在告别。其中有第二天准备手术的我的患者。他们在拥抱，眼神里都是不安与不舍。此时，患者瞅见了我，不动声色，对我合掌行礼。我突然发现了自己的价值。我们救的是一个家庭，是全家人的愿景和希望。"

这位医师是肿瘤医院泌尿外科副主任医师朱耀。他说，选择泌尿肿瘤外科是因为手术除了切除，还有修复重建，这就使得工作具有特殊的意义。他的患者，六成以上来自外地，半天门诊要看 70 个号。他去东北一座小城开会，

那里的同行对他说，早已久闻大名，某某患者巨大的前列腺癌，在东北和北京被拒收，辗转到上海，他斩妖除魔，患者回到东北小城，把这个故事翻来覆去地说。

"许多六七十岁的男人，已不是全家关注的焦点了，生一场病，某些功能是否要保留，某些后遗症会持续多久，家属未必会关心。而自己不对家人说，不等于他没有需求。谁都不愿意整天与尿布做伴，或者过早失去性功能。所以我干的活，之所以越做越细，再也不追求速度，就是为了拿掉肿瘤之后，尽可能多地保留原有功能，还原他们术前的生活，还给他们男人的尊严。"

他说这番话的时候，我心里一紧，其实，他涉及人性中最隐秘而伟大的情感，生而为人，没有哪种欲望是可以被忽视和敷衍的，而每种生理需求都值得被尊重与善待。

所以，他独立操刀的第一台手术是两个小时，六七年后的今天，仍然是两个小时，只是附加了许多内涵，承载了许多基于人文考虑的责任。"一个手术刀客，从越开越快到越开越慢，从全开放手术到六成的腔镜手术，全都是有逻辑的，充满哲学思考。就好像把书由厚读薄，再由薄读厚，大体也是这层含义。我希望，再过几年，对每名患者都能有个体化的治疗方案，量身定制。"

他是个敏感的医者，一旦发觉内心波澜，倦意丛生，他就陪女儿看电影，《狮子王》《绿野仙踪》《冰雪奇缘》一部部看下来，他发现心又开始柔软，相信美好的东西一直还在，他舒了一口气，又振作起来。"其实，最爱的电影还是《阿甘正传》。"

我们聊起电影的片段，他突然说，从学医至今，我也一直都在跑，并没有错过沿途风景，可有时候不知道为什么跑，跑向哪里，哪里是终点，但有一天，突然停下来，又突然发现身后人愕然的表情。

我点头说，是的，你我的日常大抵如此，不停地跑，不断地跑，不知不觉，却改变了其他人的生活。

由厚转薄，由薄转厚

朱耀说，成为一个医师真的只是顺其自然。

朱耀的老家在江苏省吴江市。他在这座江南小城度过了云淡风轻的青少年时代。临近高考时，对化学与生物充满热情的他，选择了医学。结果，上海第一医学院向他伸出橄榄枝。7年本硕连读，在华山医院见习，在中山医院实习，一切都顺理成章。但就在一次校篮球比赛中，他突然感到腰部酸痛，就诊查出了肾结石。恰恰是这次生病，令他对泌尿外科产生了浓厚的兴趣。

治疗期间，有意无意地，我仔细研读了对泌尿外科史，突然感觉泌尿外科是外科体系中充满魅力的一门学科。美国医师、肿瘤学家查尔斯（Charles Huggins）教授在临床工作中发现调整机体激素水平能够抑制前列腺癌的发展，揭示前列腺癌进展之谜，获得1966年诺贝尔生理学及医学奖，开创"临床医生＋科研学者"的先河，成为众多医师追求的目标。从手术角度来看，泌尿外科领域在不断进化，如1981年美国泌尿外科医师帕特里克（Patrick Walsh）描绘了前列腺周围的性神经走行，开创了保留功能的前列腺癌根治术，完全颠覆了以往手术后患者功能极差的状况。这给我带来了极大的震撼——外科医师，不仅可以去除凶恶，而且可以创造美好——那就是泌尿肿瘤外科的特点：根治和重建。这是朱耀在学习中第一次对将来的临床方向如此坚定。

大学生涯的第六年，朱耀毛遂自荐成为上海首屈一指的泌尿外科专家、肿瘤医院泌尿外科主任叶定伟教授的学生，正式成为了肿瘤医院泌尿科的一员。

刚刚踏入临床工作的适应期是痛苦的。5年课堂学习造就的那种封闭思维，被多变的临床案例瞬间击溃。突如其来开放的思考，让我对书本中匮乏、简单的语言描述无法知足。就这样，朱耀一次次放下理论，一遍遍用实际案例改变脑中的固定思路。一时间，他真的觉得自己成长了。

经验的感知总是螺旋形上升的，一晃已经十几年过去，直到朱耀重新捧起那些翻阅过无数次的书本，他突然发现，当初被细嚼过又被扬弃过的每处文字，却呈现出他从未见过的力量。他才明白，那似乎已经读薄、读透了的专业书，又一次变得厚重起来。

辛苦的工作让每个人飞速地成长。朱耀戏称自己是正弦波一样的成长。在工作中，常常会遇到压力，一旦倾注全力克服它，自信心就会直线提升，一旦面对挫折，自信便重新清盘归零。日星斗移，当他从二助、一助一步步成为主刀医师，即将面对他的第一台独立手术。朱耀突然感到了无助的压力，此时，身边没有老师的指导，患者把所有念想寄托在自己身上。手术后，他像个强迫症患者一样反复打电话给看护患者的护士确认患者的身体情况，彻夜难眠，整夜地思考。事实上，这个习惯持续到我主刀后的 1 年，焦虑、踌躇。如今看来，那是对自我能力不放心。不过，哪个年轻医师没有经历过这段成长呢！老师前辈总是说，技术水平决定自信。这是过来人的安慰，也都源于他们自身的成长。

把手术做慢

还在做小医师的时候，朱耀就希望自己是一名快刀手，干脆利落，风卷残云。那时候，速度是他最大的追求。

希望手术的速度能提上来，因为速度与熟练度和自信心相关。那是一个刚入行的新手医师最希望提升的。为此，我一有时间就观摩导师、专家的手术，手术台上看过了，再回去自己反复练习，废寝忘食。朱耀的确做到了，一台手术，他给自己分了 9 个段落，每个段落要是能比之前快上 1 分钟，他就有一种打电动竞赛胜出的快感。这种快感是他的小秘密，持续了相当长的时间。

不过，令人惊讶的是，朱耀现在希望能把手术的速度降下来，我越来越体会到，速度当然与患者的术后身体恢复程度有关，然而手术的精度却是决定根治效果和功能恢复的关键因素。这是泌尿外科医师对长期疗效和生活质量的不懈追求，也是我不断反思自己手术后的认知——我决定改变，把手术做慢。从快到慢的过程意味着手术医师要付出更多精力和体力。

朱耀坦言，想把手术做慢的原因是为了在手术中保留更多神经。这一点他是从与无数患者的私下谈心时做出的决定。我接触的患者许多已经年逾五旬，这个年纪的男性受家人的关注相对较少。当我提出保留神经——也就是主要保留性功能时，家属表示患者的年龄摆在那里，保留性功能没什么必要。但当我私下询问患者时，他们还是有保留的意愿，希望自己的生活回到从前。保留神经风险不小，如同在正常神经与肿瘤之间走钢丝。朱耀希望自己的每台手术都能找到两者间最为妥善的平衡点。

一对夫妻，妻子和丈夫都认为要保留神经，希望以后还能一起跳广场舞，有和谐的夫妻生活。妻子真正做到了对丈夫的尊重，而他们对我的能力也绝对信任这是对医师付出的最大安慰。朱耀表示，保留神经至少要多出额外30分钟的手术时间，但一次次的努力终将赢得人心的尊重。

手术结束不等于治疗结束，所以朱耀没有空闲时间，他有他的患者群要回复，他通过微信平台向他的患者发布术后注意事项，通过一些必要的科普材料让家属变成半个专业的护理，还能实时监控与控制肿瘤，而家人也会帮忙患者拾起痊愈的自信。这是在术后患者回归自己的生活时，医师无法做到的。手术、门诊中，我接触每个患者的时间比较短，无法详细地指导他们。朱耀表示，运用新媒体，全国各地的许多患者术后不用千里迢迢赶来上海复诊，省去了病患城市间周转的波折，只需将当地医院的检查报告和日常情况通过网络沟通就能做到。而且，所有的患者在术后都能保持联系，所有的资料和信息都用网络有序记载，便于对患者的管理。

给予患者方便，就是给予自身工作的方便朱耀说。其实我们又怎知，在工作之余，他牺牲了多少时间对患者进行苦口婆心的宣教。

来来往往，患者如流水，有来的，有走的。令朱耀记忆最深的是一位东北老人。

80多岁的患者，小便多日无法排泄了，肿大的前列腺填满了盆腔，体积是正常的三四倍。当地的医师无能为力，但他还是想来上海碰最后的运气。这台手术我接了。我是在和时间赛跑，因为时间已经拖久了，老人危险系数极高。最后，手术安全、顺利，老人康复出院。有趣的是，我后来去东北的医院做手术交流时，那里的医师说我很出名，因为老人回到家乡一直向周围的人说起我。那一瞬间，油然而生了一种职业自豪感。

朱耀说，作为一个外科医师，他愿意做一个不断进步，有追求，有情怀，能真正帮助患者的刀客。

口述实录

唐晔：关于当年泌尿专业方向的选择，至今有没有后悔过？

朱耀：没有。我最初就想找一份能做学问的工作。当参与到临床工作中时，发现工作就如同海绵注水，每次接触到优秀的前辈、创新的思路就有新的借鉴。网络时代有迅捷的信息渠道，可以掌握世界前沿的学术动向和治疗疾病的最新信息，不仅仅是自身提高，还能为患者所用。我记得获得诺贝尔奖的那些先驱，他们选择专业的原则，就是要选最难的那一个。我现在主攻的泌尿外科前列腺癌手术，在 20 年前，术后 70% 的患者会尿失禁，100% 的患者会丧失性功能。发展至今，尿失禁患者下降到 10%，丧失性功能的患者下降到 30%，那么，尚有 10% 和 30% 的空白给予我为之奋斗的激情。目前的专业，十分符合我当初的愿景。

唐晔：是否经历过让您在过程中大吃一惊的手术？

朱耀：好像并没有。我记忆最深的是第一台手术，其实两个小时就完成了手术，最后整个流程却用了三四个小时。当时就是反反复复检查是否还有出血点，忐忑、不自信。不自信来源于技术没有成熟，正是这一份不自信带来的压力不断推动着我去锤炼自己。

唐晔：如何判断一位患者是适合开放手术，还是微创手术？

朱耀：微创手术对于病情较轻的病患伤害非常小，局部手术会做得非常完美，但是有可能"只见树木不见森林"。对于偏晚期的前列腺癌病患，肿瘤牵涉局部侵犯、转移扩散到淋巴结，开放手术的全局把控会更好些，应对复杂情景会更为从容。并且，机械臂终究无法代替手指间流动的触觉，手术做得多了，闭着眼对于肿瘤都会有质感的反馈。因此，我的病患中，四成采用开放手术。对于判断两者的准确界限，主要基于病情和医师的经验来决定，各有优势吧。

唐晔:您怎么理解医师的精进呢?

朱耀:还是要先找到自己的职业兴趣,才能全力以赴,才会愿意像一个苦行僧一样,用大量的实践来锻炼自己。我每周都会将自己手术过程的视频剪辑集合,存储起来。然后抽空去复盘,去考虑自己的不足,琢磨如何做得更好。其次,临床多变的病患情况,也需要静下心反思每个治疗案例的不足,从细节来积累自己的经验。2009 年,我在美国的一所癌症中心进修了 3 周。感受可以用一个词概括:专业。无论是你的专业技术,治疗思路的专业判断,甚至是对待患者的方式,都要符合相当职业的标准。这个变得职业的过程,就是用清晰的感官去判断思想的对错,锤炼更好的医术,坚定你的自信心,这对于提升医师的职业素养是极其有帮助的。

唐晔:您现在面对的患者都来自哪里?

朱耀:来自全国各地的患者,占到我所有患者的 1/2 以上。他们对我的信任,应该来自于我坦诚的沟通方式和认真的工作态度。肿瘤对于大部分患者都是陌生的,患者对于治疗可能会有不切实际的期待,我觉得自己能够坦诚地告诉他们可以做到某种结果,会出现什么样的后果,有可能存在哪些目前无法解决的问题。建立了信任之后,我会尽全力去争取最好的结果。

唐晔:您自身的成就感在哪里?

朱耀:一是患者给了我良好的反馈。二是每次医学会议,我将手术过程作以阐述,会后,老师和前辈拍着我的肩膀说,不错、不错。这种同行的肯定更令我有成就感。

唐晔:这些年,您的心智模式有没有得到改变和修炼吗?

朱耀:最主要是心态的提升。当初手术台上经常会流汗,如今越来越少,判断抉择更加冷静了。还有和患者的沟通——患者总希望医师能立刻妙手回春;但往往情况复杂,需要从客观角度判断,层层剥茧似地治疗。每天都会有不断地挑战,不同于新手医师手术前夜,不自信而无法入眠,更多是理解"冷静"的力量,手术前冷静地思考方案,手术中冷静地判断难点、焦点,手术后冷静地反思。这种对自身的拷问,让我体会到,这些年正在不断成长。

唐晔:下班后,您会去做什么?

朱耀:上班太忙了，我可能一周只有一天可以陪陪家人，喜欢陪女儿看动画片。很有趣的是，接触多了孩子的动画片，比如《狮子王》《绿野仙踪》《冰雪奇缘》，也赋予了我心灵的享受。作为一个医师，看惯了生、老、病、死，心真得很硬。动画片触动了我心里柔软的一面，让我感受到人性的美好，也愿意去相信有美好的事物存在。

唐晔:您最喜欢什么电影？

朱耀:《阿甘正传》。那种傻傻的，执著做好自己的事，有了机会就去尝试，不为外界影响的态度是我所欣赏的。

唐晔:如果再给您一次机会，您愿意选择什么职业？

朱耀:还是医师。医师的工作充满着挑战，又符合我想要做学问的初衷。如果重活一次，我还是会选择做医师。

唐晔:您对今后的医学发展有何期待？

朱耀:期待有个性化的手术治疗。希望能够像现在国外医师在手术前用上半小时和患者讲解手术的方案——这个方案为何不同，哪些步骤是针对个人情况做出的改变，会带来什么手术效果。例如，0~100 中可以有 100 种治疗方法，如果目前我只能提供给患者 10 种选择，那就希望今后我可以将这 100 种方法都放在患者面前，让他自主选择。这是我所期待的进步。

（晔问仁医　唐　晔）

为国无憾　余生陪你

宁:

你好吗？微信上的你气色虽还不错，但总觉得有些疲倦，儿子又淘气了吧，女儿还让你每夜起身照顾吧。父母的身体还好吧？电话里的他们满满的幸福，你一定费了不少心思弥补我的缺失吧。一句辛苦了，又岂能代表我对您的愧疚，然，我的爱人，你真的辛苦了。

每到 8 月，我们的重要日子就特别多，我们领证的日子，老爷子的生日，儿子的生日，还有"七夕"。时间过得总是让人有些不知所措，我们从相识到相知已经过了 14 个年头，回首往昔，感慨万千，感激涕零，化为一句，百年修得同船渡，千年化得同枕眠。

想来，我是一个"自私"的人。回忆点滴，我总是为着目标而奔行，而你总是为我的远行而准备着，等待着。我总说我是你的第一个孩子，只因为你给予我的包容，给予我的理解，给予我的体贴，让我从一名青涩的酸苹果慢慢成熟，让我的人生路走得更加自信。还记得无数个深夜，我拖着疲惫的身体回到家中，一杯温水，一口热菜，一声问候，一阵嘱咐，让我的心暖暖的。还记得无数次考验面前，你担心，你焦虑，但你从不表现，只是默默地为我祈福，不让琐事打扰我，让我去迎战。你为我考虑甚多，为我和我们的家庭着想太多。

还记得那一晚，你刚刚产下我们二宝 4 天，我们都还沉浸在喜悦之中。我得到第 8 批援藏干部选拔的消息。我不知如何开口，而你的一句"想去就去吧，家里我会安排好的"。让我酸酸的、暖暖的。人生得以知己伴此生，何其幸运。

我们远隔万里，心依然连着心，万水千山隔不断我们的牵绊。牛郎织女的故事，我从不羡慕，因为我的身边有你陪伴。家国梦，男儿志。为此，你付出了许多，我又愧欠了你许多许诺：我们的日本行、美国游、海岛梦。我的陪伴对你和孩子来说，何其珍贵，又何其奢侈。

夜望星辰，待你看到信的时候，牛郎和织女就该相会了吧。日喀则的夜还是冷的，然而我的心是暖的。珍重，我的爱人，为国我已无憾，让我的余生陪你静静地度过就好。

"将琴代语兮，聊写衷肠。何日见许兮，慰我彷徨。愿言配德兮，携手相将。"

日喀则

2017 年 8 月 1 日

（胃外科　龙子雯）

第二篇

常怀仁心

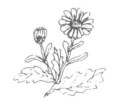

爱 的 联 结

2005 年 4 月份，我母亲被诊断出罹卵巢癌，中间历经 2 次手术，若干次放疗和化疗。她始终坚守着生命，度过一道道坎，对生活仍然充满希望，笑声朗朗，歌声阵阵。作为女儿，我面对现实只能选择心安。母亲真的很有力量，而这力量的源泉，除了她本人的信仰、治疗和药物之外，人与人之间的联结，生命与生命之间温柔显得珍贵而有意义。

各位医师丰富的临床经验、对工作的认真负责及对母亲的耐心关爱，都使得母亲坚信自己会战胜病魔，这种非药物的定心丸起到了积极的暗示作用，也给我们全家带来信心与希望。母亲上次看黄啸医师的专家门诊，她非常高兴说："黄医师见到我很开心，这说明我很好。"母亲就像大多数患者一样，非常的敏感。毕竟癌症在我们现有的理念里，代表着太多的不确定。每次看到医师，总希望找到一些病情好转的蛛丝马迹。对医师的信赖，给我很大的心理支持，每次去医院复诊都成了我心理的加油站，我倍感欣慰，非常感谢他们一直努力的付出。尊重与信任是医患联结的关键核心要素。

母亲患有高血压、糖尿病和卵巢癌。因为这些病本身就充满着矛盾和冲突，所以母亲在饮食上就需要相当的细致。父亲主要负责给母亲做饭，从一开始的抵触到后来慢慢地说出自己的一些理解。治疗的结果如何不再那么重要，重要的是每次悉心的照料本身就是释然。而我作为给母亲治病过程中的签字人，很多的担忧困扰着我。因为人一旦生病了就会变成孩子，我被无休止地依赖与关注，母女角色混乱，有时难以控制自己愤怒苦涩的情绪，这种状态下就很难理解母亲内心真正的想法。后来我去读催眠治疗、心理咨询，加上练瑜伽，才勉强调节自己，与母亲进行通畅的沟通。在情绪方面，我给母亲做些简单的调整，为更好地配合医院的治疗做努力。

这一联结中，讨论与表达是关键。癌症是一个认知疾病、面对死亡的重要契机。生病亦然、死亦然，都是生命挂图的图案，如果能维持这份没有选择的觉悟，以及赤裸的目睹，那么死亡就像人生的其他时刻一样单纯，因为你已经养成简单而直接的应对方式。癌症不断提醒我们，死亡就是彻底放下。活在当下，体味空前。与大家共勉。感谢所有用生命影响生命的人！感谢冥冥之中的爱的联结！

（患者家属的来信）

致可亲、可敬的医师们

在我开始提笔写下这封信时，不禁又回忆起那段特殊的艰难岁月，现在想起恍如隔世！

我是一名乳腺癌患者，当时的病情相当复杂，在转入肿瘤医院之前，我曾经在某三甲医院做过肿瘤活检手术，切除了部分肿瘤，同时也给我留下了一个很大的伤口。要知道，当时我只有37岁啊！而医师却断言，我大概只有半年左右存活时间。

2015年6月，我来到复旦大学附属肿瘤医院就诊。由于当时我的肿瘤很大，无法手术，必须先做化疗。一开始为期6周的化疗效果很好，伤口也在慢慢愈合。可就在第7周开始，伤口里的肿瘤又急速生长起来，不仅把原来快要愈合的伤口撑破，还快速变大。我非常害怕，惊慌失措！现在我依然记得，是柳光宇教授的鼓励告诉我，别怕，让我相信他！给了我和家人极大的鼓励和力量。

由于肿瘤的迅速生长，伤口不断出血，主治医师李俊杰医师很仔细地叮嘱床位医师每天为我清洗伤口和换药，柳教授对我的手术非常慎重。为此，他特地请来自己的老师沈镇宙教授来会诊。沈教授建议我立即放疗。

9月底，俞晓立教授安排我开始放疗。俞晓立教授说话慢慢的、轻轻的，脸上总挂着微笑，和蔼可亲。她每天都会观察我的伤口变化情况，对我特别关心。有一天周五晚上，近7点了，俞教授还来到病房，原来这天她去参加国际会议了，早上没来查房。会议结束后，她放心不下我，又赶回医院来询问我的病情。这一刻，我真得很感动，我是多么幸运，能够遇到了这么好的医师！

为期1个多月的放疗结束了。我的肿瘤停止了生长，伤口不再出血。可是，不幸的是，到第6周的时候，肿瘤又开始生长。柳教授紧急安排我找到了王中华教授，王教授当天就安排我住院，她说："姑娘，别害怕，我们会想办法治疗你。"

终于，我盼到了可以做手术的日子。去年1月，柳教授为我做了手术，手术很成功。历时近半年，我从肿瘤外科，辗转了放疗科和化疗科，最终又回到了肿瘤外科的病房。这半年里的一波三折，生了一场生死攸关的大病，也让我真正见证了什么是医者大爱！

我是个"什么都没有，只有病"的普通小老百姓，这些大专家、大教授在治疗过程中没有一点架子，只是因为我的病情紧急，就到处帮我安排"绿色通道"。每当我表示感谢时，你们是一致回答："没什么，这都是我应该做的。我是你的医师！"是啊，我是你们的患者，原来医患的关系不是矛盾对立的双方，而是如此美好的缘分！

现在，我已经回到工作岗位了。每隔几个月，我会回到肿瘤医院去复查。"时时帮助，有时治愈，总是安慰！"这是特鲁多医师的名言。而这正是你们的真实写照！你们自始至终地感知和关爱着患者，让我感受到了人世的温暖、生命的美好。再一次感谢我可敬可爱的医师们！

（患者的来信）

你值得所有美好

小 G，我和你认识大概 5 年了吧。但感情的厚度不在于时间的长短。对于我和他之间这种深厚的情谊，我一直当做宝贝般珍藏在心里深处的秘密宝库之中。独处的时候，夜晚的时候，我常常回忆起这种美好的情感，细细碎碎地体会滋养，反反复复地回味悠长。之后，再放回原处，慎重封藏。我认为只有这样，这段深厚的情谊才会历久弥新，永远也不会随着时光而暗淡、消失。

可是，我又想，情感是需要表达的，恰好人类具有用文字来表达和呈现情感的能力。这是人类所具有的非凡能力中的对自身思想灵魂最具建设性的一项能力。比如情书，比如海德格尔与马克斯·韦伯之间的书信，比如傅雷家书等。这些书信的文字曾在人类思想天空中星汉灿烂。这种个体间的文字成为作品之后激励着无数人，去探索心灵深处的遥远力量和情感秘密花园，于其间盛放理性和感性交织的文明之花。

还是从我们相识的时候谈起吧，记得是 2011 年吧，我陪老公去你们医院做 PET-CT 检查。那时候，我得知老公患了肿瘤没多久，还不会处理自身的灾难和外部世界的关系。身体带着巨大的隐痛，我日渐沉默。到 CT 室，老公去做检查。你穿着白大褂，陪伴了我很久。话说，当时的我抗拒医院就像抗拒我老公身体里的肿瘤一样。我甚至认为，医院的存在是一个反人类的存在，在你们医院的化疗注射室，我看到几百号癌症患者同时打着化疗药水。有的脱发患者把假发套挂在吊瓶的支架上，有的把溃烂的脚和腿部架在椅子上。每个人的眼神都仿佛来自地狱，于此间，我不可能不崩溃。那个时候的我常常想，为什么我们不能放弃治疗，找一个山水隽秀之地，安静地死去。当然，我承认我是片面的、偏执的、极端的，因为我只是从自己的遭遇出发。

同时我也知道，作为患者，人性的底色里，自有那种毅然、决然，只身赴险地求生本能会疯狂生长，那种倾斜的力量也会席卷一切。这种人性深处的求生是一种选择，应该得到尊重和得到认可。

当生活的全部内容仅仅是化疗、出院、入院、开刀、检查，我还是会认为这些生活来自地狱，我还是会认为医院是一种地狱般的选择。与此同时，在医院的感受也是一种极端糟糕的感受，每个穿着白大褂的人，医师或者护士，内心都有着一种高于患者的感觉吧。这也许是我的误会。她们总是步履匆匆，眉头紧皱。每当你去询问，他们给你的时间总是少得可怜。冷静的时候，我也会理解他们。经济学中有个最简单的原则，价格不是由成本决定的，是由供求关系决定的。我常常想，情绪、精力、态度，也是由供求关系决定的吧。因为医患的供求关系紧张，这不是什么秘密。医师和护士能够分配给每个患者及患者家属的时间没办法足够长，这也是事实。小 G，那个时候你穿着白大褂来到我的面前，我想，你一定还是会带着一种居高临下的神情和我说话吧。没想到，你开口的第一句话是："我可以给你讲讲我自己的经历吗？"瞬间，我找到了同类，我甚至有点狂喜。整整 1 个半小时，我感觉自己的心身得到安慰。小 G 她告诉了我她自己的经历、肿瘤患者护理时应该注意的事项，以及对未来的展望。话语之间，深深的善意，使我觉得，白大褂是美好的，医院的存在是美好的，不是反人类的。我修正我的观点，改变我的偏执，就在那一瞬间！这一切是因为你啊，我的朋友！

小 G，你知道吗？那次见面，对我很重要，重要到在未来的日子，我变得比以前有力量了。当现下，商业逻辑洞穿一切的时候，人与人的关系很容易变为一种交易关系，但你我不会，永远不会！关于这一点，我很坚信。我们的关系，从医患关系已经上升到……不，不是上升，是回归和复活了人与人最辽阔、最简单的关系。我想，那才是人与人之间关系应有的本真和美好样貌吧！

小 G，此刻我在南国的热带密林之中徒步，四周的三角梅盛放，屋檐式的芭蕉叶温柔低垂，天际间密密麻麻的树梢……我在心里感叹，这一切多美好！此刻，我禁不住又想到了你。我觉得自己应该感谢命运啊！这些年来，你对我的帮助举不胜举，我从未对你说过感谢。因为我觉得在三观一致的同类中，当灵魂和灵魂相遇，只需要悠长对视，而不必开口。

友谊，与别人也许是某种情感的填充，但对我们，是灵魂经历长长的跋涉之后的一次顿悟；出于自身命运，自身遭遇之后的一种超越。

祝福你，小G！祝福你，遇见幸福！祝福你，拥有获得幸福的所有要素！因为你值得！

（患者家属的来信）

写给黄华医师

当我第一次听到医院来电的时候，感觉整个世界都灰暗了，所有的一切都仿佛没有了色彩，震惊、无助、绝望都已经无法形容我当时的心情。当我看到确诊报告的时候，世界就在我眼前崩溃。我当场就没了任何主见，连哭泣都已经没有了意义，"癌"这个可怕的字眼已经完全充斥了我的整个脑海、我的眼、我的胸，还有我的心。在短短40多年的人生中，我从来没有感受过死亡是如此的咄咄逼人，而我现在拥有的一切，平静而美好的生活，又是如此的脆弱和那么简单地可以被夺走。我彷徨、失措，走投无路，求医无门！抱着万一的希望，我满心纠结但是幸运地挂了您的号，短短的交流让我醍醐灌顶，让我对自己的病理有了一个充分的了解，同时，因为我本身也患有其他疾病（肾），无法立刻安排入院。当时，您焦急的眼神让我的女儿和家人都感同身受。医者父母心，其中的滋味只有亲身经历者才能体会。在您的沟通下，本来需要等到第2周的会诊被提前到了周五。要知道，在这如同和死神赛跑的情况下，节省的这超过48小时的意义可能就代表了生与死的分割线。我被迅速地安排住院，同时被告知会尽早地安排手术切除病灶。看着白色的床单、白色的墙、白色的病服和白色的医师大褂，甚至连同房间的病友的脸也是白色的，我觉得那是死亡的味道。一想到这个，我就不可抑止地浑身发抖。即使是女儿依偎在我床边，我的家人都陪伴在身边，我也无法感觉到心灵的温暖。我如同挣扎的溺水者，无助，无可抗拒地要被自己的心灵之水淹没，下沉，下沉……一切发生得太突然，在还没有被病魔打败前，我被自己打败了，我如同被抽除了脊柱只能瘫软在床上等着某个时刻的到来。不过，黄医师，您来了，虽然只是简单的几句叮嘱、几句闲话，几句提醒，带来的却是我急需的勇气和支柱。是的，我已经无法再清楚回忆起当时您所说的每句话，但是我的记忆中，您淡定、从容，以及斩钉截铁不容置疑的语气才是最好的良药。是的，您的信心感染了我，坚定着我战胜病魔的斗志。事实的确如此，死神并不是无法战胜的。黄医师，您是驱散死亡阴影的引路明灯，带我们走回的，不但是心的坦途，更是新生命的开始。术后，即使在麻药药效期间，我依然可以感知到您不顾手术后疲惫的身心，巡视您的每个患者，听到你对我床边家人轻声细语的叮嘱，对他们的询问不厌其烦地详细解答，好不容易安抚了家人情绪回头又匆匆去巡查您的下个患者。术后，我恢复良好，您又第一时间传递上您鼓励的话语："恢复不错，远远超过预期。"其实我们听不懂专业的词汇和繁琐的术语，但是您如此简单的话带给我们的信息才是我们真正需要的。一切都会好起来的，是的，在您的帮助和指导治疗下，明天一定会更好的。在此鞠躬，代表我和我的家人。感谢您，黄华医师！好人一生平安！

（患者的来信）

高冷大拿赤子心

　　采访肿瘤医院邵志敏教授，并非易事。作为全国知名乳腺癌诊治学科带头人，他不参加任何应酬、几乎不接受采访、从不谈论隐私。他的"三不"，在医疗圈内人尽皆知。他不愿谈私事、不擅长煽情、更不屑多讲故事。外科医师干练利落的思维模式，于临床科研是绝佳好事；对新闻采访，却是"致命伤"。然而，"高冷"形象的背后，却难掩那颗诚挚的医者之心……

春日午后2点，《解放日报·上海观察》记者来到肿瘤医院大外科主任邵志敏教授办公室。他刚从门诊回来，拿起办公桌上的奶茶啜了一口，劈头盖脸说："采访名医？那你该找我们沈镇宙老师……"

与时下流行的"暖男"医师风格大相径庭，邵志敏教授素以"高冷"形象示人。低调为人，与其傲然成绩，形成鲜明对比：历经廿余年拼搏，肿瘤医院乳腺外科已稳坐全国乳腺癌诊治领域学术影响力"头把交椅"，每年完成4500余例乳腺恶性肿瘤手术、斩获多项科技进步奖。因为他及他的团队，无数濒临绝望的女性在这里开启生命的第2个起点，重塑失去的健康与美丽。

虽拥有众多头衔，但他说，他还是最爱别人唤他"邵医师"。

"我爱医学，只因兴趣"

冷静与专注，可以蕴含巨大力量。邵医师对医学的专注，有口皆碑。1995年才过而立之年，在大洋彼岸的美国，他已在乳腺癌研究领域小有成就。可当恩师、肿瘤医院沈镇宙教授伸来"橄榄枝"时，邵志敏毫不犹豫地选择归国，"国外条件固然好，但国内创业土壤更好"。

他是心无旁骛的人。满是书籍和实验用品的箱子，是归国时的所有行李。彼时，肿瘤医院乳腺外科尚未成立，良好的学科基础到了迸发时节。那段日子，只有在病房与实验室才能找得到邵医师。国家自然科学基金每逢春季竞标，他连续数个春节泡在实验室里，一心埋头撰写标书，饿了吃方便面、困了睡沙发，每晚睡眠最多4小时。

外人看来无法坚持的苦，邵医师并不介意。"我爱医学，只因兴趣。"他淡然地说。"我没什么其他兴趣爱好；如果真要说有，那么看书、做实验就算是兴趣吧。"

积蓄力量，只待爆发一刻。历经整整5年初创拼搏，肿瘤医院乳腺外科正式成立。2002 年，曾经仅有 3 间实验室的科室成长为上海市乳腺癌临床医学中心，当年手术量达千余例；2010 年，科室由 1 个病区扩增至 3 个病区；2015 年，早已是全国知名科室的乳腺外科，实现管理结构改革，通过提升效率，让更多乳腺癌患者实现了早诊、早治。

徘徊在满足与无奈间

邵医师对待患者的态度理性又清冷，迥异于温柔的内科医师。

"从检查与病史看来，我确定您没有问题；但您如还不相信我的结论，我也没有办法。"邵医师的问诊态度，颇具个人风格。他直言："真的没有时间，这么多患者排队看病，为确保都能看到，实在做不到与每名患者逐个聊天。"然而，这并不影响众多患者心中"邵医师"的魅力指数。他的果敢与负责，令患者信服。

胡织初老师是邵医师的老患者。10 年前，胡女士因疑似乳腺癌慕名求诊、入院治疗，也有其他医院医师提出，病情尚不明朗，或可拖一拖。邵志敏果断作抉择——从患者的年龄来看，现在开刀是最佳时机。"邵医师是值得信任的好医师，他话不多，却句句都解释得清楚。"胡老师回忆，"每个清早，7 点不到，我的眼睛才刚睁开，病区里已听到邵医师声音；他对每位患者一一仔细询问、查房、研究方案，即便是患者的私事，能做到也尽量帮忙。如此严谨、认真，是真正的学者型医师。"

此后的 10 年里，胡老师作为邵医师的患者，常会出席医患活动。别人口中严肃的邵医师，在她心中却丝毫没架子。每每见到老患者，邵医师会站起问好、关切地询问病情，"这些细节，感动着我。好医师的一诺千金，值得病家敬佩！"

"高冷"如邵医师，内心也有波澜。他告诉《解放日报·上海观察》记者："当医生，情绪永远在自我满足与无奈挣扎间徘徊。能救治的，满足感爆棚；无能为力的，难掩沮丧与失落。"

年轻姑娘被诊断为乳腺癌，一家子陷入绝望。看着年迈父母哭得干涸的双眼、姑娘日渐枯萎的面容，邵医师暗下决心，"尽我所能，让这一家快乐起来。"手术很成功，姑娘气色渐好，犹如重新浇灌的花朵再度绽放。可当眼前的患者，各种治疗均不适用；抑或只要用药就见效，但囿于经济实力，最终作罢时，他也会惆怅许久，"医师做不到万能，我只能做到尽心尽力、无愧于心。"

冷峻的外表下，是诚挚的医者之心。近5年，他每年都为科室设定一件实事，力求让更多乳腺癌患者从中受益。乳房对女性的意义，不言而喻。50岁的女性与30岁的女性，失去乳房后心理变化大不一样。在为她们解除病痛之时，如有能力，更应改善生活质量。邵医师介绍，今年的实事是"为每名35岁以下乳腺癌患者实施保乳整形手术"，未来年龄线还将延迟至40岁，为此让更多女性享受本该属于她们的明媚生活。

"威名"背后深藏师者爱

只听闻他是位严格，甚至有点儿冷酷的老师：学生的每篇论文，连细节都要仔细斟酌；学生的每次答辩，从内容章节到语音语调、表达传播，均有缜密讲究。直至《解放日报·上海观察》记者采访他的弟子，得到了不一样的答案。

学术上，他异常严谨；对弟子的成长，他甘于做肩膀、搭平台。乳腺外科余科达副主任医师，感念导师提供的一次次机会，为自己成长带来极好契机。将眼光瞄向国际最前沿科研领域，邵医师嘴上说的是，"你们年轻，没有资本放松；现在不拼，更待何时？！"手头做的是，介绍学生参加高水准学术交流论坛、尽可能为学生提供出国进修机会……

"这没什么，当年沈医师就是如此对待我的；而今，我如此对待学生。"他一句带过，轻描淡写。

导师"威名"在外，余科达说："如果你准备不充分，那么会心虚，就会害怕邵老师；每个间歇，他都可能问及你对临床诊治的理解、对科研探究的见地。"但是，学生们一致认为：邵老师是公平而开放的"大牛"医师，"只要你有能力与他站在同样的对话平台，他会尊重你的想法，甚至采纳你的意见。"

优秀的学科人才传统，为肿瘤医院乳腺外科储备了济济人才。"人品至关重要，做一位简单的人，方可做好一位纯粹的医师。"这是邵志敏挑选学生的标准，更是他从医的准则。

每早6时半抵达医院、开始查房，每周开40台左右手术，晚上9点准时睡觉，凌晨3时半起床改论文、做研究……邵医师曾经通宵熬夜的"生物钟"，而今略经调整；多年来，他谢绝所有应酬与不必要的活动，保持"医院—家庭"两点一线的生活轨迹。

他说："20年前，我不曾预料到乳腺外科能做成今日这样；同样的，我也无法想象，20年后又将会是怎样。脚踏实地为患者做点事，努力建成国际乳腺中心，这是眼下我与团队能努力实现的目标。"

（记者手记）

邵医师不愿谈私事、不擅长煽情，更不屑多讲故事。外科医师干练利落的思维模式，于临床科研是绝佳好事；对新闻采访，却是"致命伤"。

记者有幸于11年前专访过邵医师。当年"少壮名医"成为今日"权威大牛"，他依然简单、纯粹、执著。他不喜欢提"陈年烂谷子"事，过往成绩都要经过记者检索才能找到；他也不爱说自己多辛苦，只是反复强调，兴趣是最大原动力……只有提及研究、治疗等专业名词时，他的眼神会放光。

"小时候，上海人家的家长都说，读书好的孩子就去学医吧！"邵医师坦言，自己读医本是"父母之命"；却不曾想真正找到了兴趣所在。他的工作与生活，在外人看来似乎枯燥、无趣，自己却痴迷得无法自拔。

低调做人、高调做事，邵医师的品格在当下浮躁社会尤为可贵。这份纯粹，成就了他在医学领域的高度，更让无数患者打心眼里崇拜他、敬仰他，报以病家对医者最珍贵的信任。

（《解放日报》 顾　泳）

（原文刊于"上海观察"2016年4月2日）

叶定伟：手术室里老船长

迄今，在我的读书生涯中，有2本书很重要。一本是马尔克斯的《百年孤独》，一本是聚斯金德的《香水》。前一本书直接导致我在相当长一段时间内，热衷于以"很多年之后当我回想往事"之类的文字作为开头。后一本书，则终结了我那段装腔作势的生涯，作者让我彻底明白，故事的本身永远比故事的叙述更打动人心。今天，我访问的是一个有故事的人，我试图听到故事本身的那些颜色。

肿瘤医院副院长、泌尿外科主任、泌尿男生殖系统肿瘤多学科综合诊治团队首席专家、复旦大学前列腺肿瘤诊治研究中心主任叶定伟。

在国内，他率先建立泌尿和男性生殖系统肿瘤多学科协作诊治模式，他认为，近来肿瘤治疗的理念发生了巨大的变化。一方面，在根治肿瘤的基础上，同样注重手术后的功能保护和生活质量；另一方面，从各个学科单打独斗变为多学科协作综合诊治。

有些光环是一定要说的，比如，他带着肿瘤医院泌尿外科在前列腺癌、肾癌和膀胱癌等诊治上开创了"金字招牌"，年手术量2 700余例，其中96%为恶性肿瘤，总体疗效达到国际先进水平。他在国内率先建立泌尿和男性生殖系统肿瘤多学科协作诊治模式，患者的总生存率、无复发生存率均达到国内领先和国际先进水平，成果先后被欧洲和国际《诊治指南》采纳和被称为国际泌尿外科圣经的教科书《科氏泌尿外科学》引用；他牵头10余项国际国内多中心临床研究，并代表中国参加制订膀胱癌、肾癌和前列腺癌的《亚太诊治共识指南》。在前列腺癌根治等泌尿肿瘤的手术上，他是中国当之无愧的领军者。

我更想说的是细节。采访时，他有一段时间是动情的，当他说到在长海医院的 18 年军旅生涯，扎实的刀法基本功，在那个熔炉里练成，坚毅的性格也百炼成钢，"脱下军装的那一天，战友们为我饯行，我举杯中酒，唱起'长亭外，古道边'，泪洒当场。"

我问他，医学的核心价值是什么。他说，以人为本。"70 岁的老人，手术前对我说，只要切除，不要考虑其他，我知道，这个时候他只想生存下来。术后恢复的好，他就动了心思，吞吞吐吐开不了口，我心里雪亮，我说，早就保留了性功能的神经，千方百计都要让你重振雄风。后来就是我科室专门的性功能康复，老头乐坏了，这就是以人为本。"

"我就喜欢开刀，太过瘾，谁抢了我的刀，我会生闷气。"他说。虽然是分管国际关系的副院长，他丝毫不改本色的一面，他几十年前做小医师时的患者，都记得他，"那台手术，当时我快崩溃了，患者输了 6 000 毫升血，医院血库里的血全用光了，再多要一点都没有。幸运的是，最后一刻，我终于止住了出血。"他坦言，任何一台成功的手术，除了科学、精准和策略，总还有一点运气在里头盘旋。

很多访谈，其实我从一开始就知道故事会怎么推进，不过，坐在叙述者的身边，哪怕他并没有说，或者闪烁其词，我所感受到的那种震撼依然超过想象。

我不知道问题出在哪里。也许，唯一的解释就是，有的时候，平平常常到无以复加的叙述，都会比华丽绚烂的文字更拥有那种直抵心灵深处最隐秘角落的力量。

初展宏图

1963 年，叶定伟出生于山东济南，因为母亲是医务工作者，幼年时最常去的场所便是医院，识字后在家里翻看的也尽是些医书，"白大褂"给他留下了很深的印象和亲切感。

1981 年，他考入了第二军医大学，毕业后作为优秀毕业生留校在长海医院工作，师从我国泌尿外科奠基人之一的马永江教授与郑家富教授等前辈。

最初几年，他仿佛进入到一个知识的熔炉之中，不断淬炼自己。

1996 年 9 月，叶定伟赴曾连续 8 年全美癌症诊治排名第一的 MD Anderson 肿瘤中心泌尿外科学习，2 年 3 个月的时间里，系统掌握了泌尿男性生殖系统肿瘤，特别是前列腺癌、膀胱癌和肾癌国际最规范的手术和综合治疗方法。回国之后，他便开始仿效自己的所见所闻，着手建立泌尿和男性生殖系统肿瘤多学科协作诊治模式。

综合性医院里，科室里的医师们都是多面手，这与叶定伟追求的方向产生了分歧：泌尿结石、前列腺增生，还是让别人来做吧，他的兴趣只在肿瘤。选择做军人，还是追求心爱的专业方向？两难之下，他恋恋不舍地放弃了穿军装。"真正拿到了批件，我心里五味杂陈。老师、学兄和同事们，大家为我举杯践行。1986~2002 年，我的青年时代。我离开了，再见。"

离开长海医院，来到肿瘤医院组建泌尿外科，给了叶定伟真正一展宏图的机会。他带领团队，围绕当时中国前列腺诊断和治疗的现状，进行攻关。他着手建立了和美国 MD Anderson 肿瘤中心接轨的手术和综合治疗规范，并积极开展诸多新技术。

目前，世界公认的，前列腺癌的最好的治疗方法是综合治疗。2005 年，叶定伟率先在国内建立起了泌尿科肿瘤多学科综合治疗团队，包括由泌尿外科、放疗科、肿瘤内科、病理科、影像诊断科、核医学科、麻醉科、中西医结合科等顶尖专家共同组成，进行多学科综合诊治。多学科团队每周一次头脑风暴，解决临床上的棘手疑难病例。

"每个周一下午，我们都会在固定的时间，同一屋檐下，十几个不同学科的教授一起，针对一些需要综合治疗的病历进行讨论，一个一个过。以前的做法是多个科室分别找专家看病，时间上就要耗费 2 周~2 个月；现在的'群英会'，大家一起即时讨论，很快就能拿出最优化的治疗方案和随访方案，这才叫做真正的多学科综合诊治。"

优化策略

2011 年，欧洲统计结果显示，前列腺癌已经攀升到男性常见肿瘤的第 1 位，许多世界名人也难逃前列腺癌的魔掌。美国总统里根 74 岁查出前列腺癌；传媒大亨默多克 69 岁时查出早期前列腺癌；南非总统曼德拉 76 岁时确诊前列腺癌；我国台湾知名作家李敖 68 岁确诊前列腺癌；股神"巴菲特"82 岁时查出有早期前列腺癌。

虽然罹患肿瘤，但是他们中的绝大部分，在术后都情况良好，多年后依然健在。前列腺癌的治疗效果主要取决于能否早期发现，据美国癌症协会（American Cancer Society）说，美国早期前列腺癌的发现率超过 90%，5 年生存率接近 100%，10 年生存率也达 98%。

近些年来，前列腺癌在中国的发病率急剧上升，是上升速度最快的实体肿瘤。但是遗憾的是，它的诊治现状并不尽如人意。在中国，即使是在上海这种医学条件最好、患者健康意识最强的大城市之一，前列腺癌的早期发现率也仅为 30%，60%~70% 是转移性的，5 年生存率只有 40%~50%。

"国民对于健康的关注度远远不够，早期筛查，早期诊断的意识明显滞后，还有医师筛查和早期诊治的策略也需要优化。其他包括病理研究水平、诊断穿刺的水平和对疾病的认识，我们都还需要提高。"叶定伟说。

为了解决上面的问题，叶定伟制订了一系列的优化策略，"国人前列腺癌综合治疗策略优化和应用"先后获得了上海市科技进步一等奖、国家高等学校科技进步一等奖和中华医学奖二等奖，并获得多项专利，使整体治疗效果达到国际先进、部分国际领先水平。2010 年后，继续循着这个策略的方向引用，目前已经得到了更多的优化，更大范围的推广，我国前列腺癌患者的 5 年生存率和早诊率，均由 30% 提高到了 70% 以上。叶定伟这些年来也一直在开学习班，到各地讲学，推广手术，使得大概 5 000 多例患者受益。

根治前列腺癌

2002 年，叶定伟刚开始在国内开展前列腺癌根治术，当时，很少有人知道这个手术，并且能够符合手术要求的患者也并不多，所以平均 1 年也只能做 10 例左右。第 1 例手术就把他惊出了一身冷汗。

那是 2002 年的初夏，当时患者的肿瘤切除干净后，发生了大出血。此时，叶定伟甚至有孤立无援的感觉，几乎崩溃。整整 3 个小时，他想方设法，倾尽了全力才堪堪把血止住，这时已经输了 6 000 毫升的血，恰好把医院血库里的血全部用光。血算是止住了，可是血压还是偏低，叶定伟把患者送到监护室，整整 3 个晚上没回家，始终陪在患者身边，时刻注意着患者的体征变化，最终化险为夷。"其实手术做得很到位，肿瘤切除得很干净，老爷子现在还活着，最近还在回访，80 多岁了，走路有些蹒跚，但是精神很矍铄。话说回来，现在这类手术已经基本上达到了无出血，而且完整地保留了功能。"

据申康统计的数据，前列腺癌根治手术，复旦大学肿瘤医院泌尿外科例数名列上海和国内首位，中心 500 多例此类手术中，由他主刀超过 350 台。最新一个季度的统计显示，上海市前列腺恶性肿瘤手术数量，肿瘤医院占了全上海市的 22.9%。2002 年至今，已经有 3 000 多例前列腺癌患者在他手中收获了生存希望。

除了将先进的治疗理念引入国内，叶定伟在具体的手术方法上也进行了创新改良，使其更适合国人的解剖特点，并保留患者更多功能。2002 年，当他探索实施前列腺癌根治手术的时候，发现并不像在国外看到的那么简单。

为何在国内进行此项手术会困难重重呢？叶定伟琢磨着这个问题，最终发现是人种不同导致的解剖结构差异。"欧美人的骨盆宽大而浅，手术中前列腺容易被暴露和切除。而国人的骨盆狭窄而深，是个狭窄的漏斗型，前列腺位于漏斗的最下部，因此完全按照国外同行的手法在中国患者身上操作非常难，容易发生并发症。"

以人为本

叶定伟曾经率领研究团队苦攻阴茎癌 8 年，建立了指导阴茎癌诊治决策的风险预测工具——"复旦模型"，揭示肿瘤进展的内在规律，被国际上的泌尿外科权威机构引用为诊治原则和行业标准。他领衔的项目组"阴茎癌规范化诊疗模式的优化和推广"也曾获得 2012 年度上海科技进步奖一等奖。

传统的观念认为，人年纪大了，就不再有性功能需求。相当长的一段时间内，无论是医师、还是患者的理念里，都把肿瘤对于生命的影响放在第 1 位。随着科技的发展，泌尿肿瘤的发现期越来越早，偏年轻化，患者的生存期也越来越长。以人为本，保留和恢复性功能的理念，逐渐被大家重视了起来。

在叶定伟的带领下，肿瘤医院泌尿团队对常规的前列腺癌根治术进行改良，摸索出适合东方人解剖特点的前列腺癌根治术，使尿失禁发生率降至最低点，并且在提高患者无瘤生存率的同时，在全国范围内，率先开始注重性神经的保留和术后性功能康复措施。

前列腺肿瘤术前，他们都会让患者填写一份意向书，明确需要，更加精准地制订手术方案。"前列腺癌手术你不能大刀阔斧，要一气呵成。这样性功能保留率就高了。能够既将肿瘤切除干净，又保留性神经，这需要基于非常好的解剖功底。"

团队里有 2 位医师，曾被叶定伟派往 MD Anderson 肿瘤中心系统学习了肿瘤男科学。这是一门在国内尚未开展的亚专科，主要针对前列腺癌手术、盆腔手术、直肠癌手术和局部放疗以后造成的性功能障碍，进行性功能恢复，采取的措施包括服用"伟哥"，借助辅助器械和植入假体等，是一个综合治疗的过程。

"武林盟主"

作为全国泌尿肿瘤方面的领军人物，叶定伟力求在国际上发出自己的声音。他经常出国交流，在国际会议上发言，并且牵头进行了很多国际和国内多中心临床试验,都获得了良效。

另外,他作为牵头人,成立了中国泌尿肿瘤协作组,让全国的 27 家省级肿瘤医院的泌尿肿瘤团队组成了一个大联盟。"在今年 7 月 9 日的第 9 届泌尿肿瘤综合整治浦江论坛上,我们准备发出自己的宣言,向泌尿肿瘤宣战。我们想做的第一件事情,就是把复旦肿瘤医院的先进理念推向每个省级肿瘤医院,使各个省、市的理念和治疗能够达到均质化,惠及更多的人群;推进在全国范围的早诊、早治、筛查,接近欧美的早期诊断率和 5 年生存率。"

军旅生涯带给了叶定伟坚毅和冷静,留学经历让他明确了专业方向,肿瘤医院是最适合他的平台,这些年,他也收获了成功的喜悦。他说:"没有热情是做不好医师的。"所以,看到慕名而来的患者,他不忍以限号为由把他们拒之门外,所以,每周 2 次特需门诊,每次都要看满六七十个人。"对于一个家庭来说,一个家庭成员生了大病,全家都要集中精力应对,精神压力很大。患者都是至亲,我能为患者提供服务,解决问题,有喜悦,也有自豪感。我最喜欢对患者说的一句话就是:'我们一起努力吧。'"

"尽管在泌尿肿瘤的治疗方面,人类已经取得了巨大的进步,但是毕竟目前人类还没有征服它,还有很多未知。我们只是遵从了大概的一些趋势,比如说越早期治疗的病例,可能预后越好。但是也有很多早期肿瘤,治疗一段时间后,超出医师的预料,复发或者恶化了。肿瘤细胞是非常聪明的,可以躲过治疗,生存下来,我们都不得而知。但是,人类对于治疗疾病的探索,永不止步。"叶定伟说。

(晔问仁医　唐　晔)

王亚农:每个患者都是社会人

"每个患者都是社会人。医疗行为中,心理和生理的结合还不够,还要看到他作为社会人的一面，他所处的客观环境和风土人情。"这是个善于读人的医者，他说："即使是马斯洛的层次需求理论，仍然需要以健康心理和对生命的理解加以完善，有些印在意识底层的东西，即使到了最高层次，都难以洗净。"

"读人的本领，最早是从知青生涯，上山下乡的日子获得。"有时候，他会想起那段时间，耕地挑担、下地插秧，收割庄稼。吃了晚饭，别的知青在打牌，大呼小叫，他在一边借着微弱的灯光阅读当时很难得到的禁书，如中国的四大名著及外国名著《基度山伯爵》等，他最爱读狄更斯的《远大前程》，他想，也许有一天会离开浙中农村，未来有他的前程。

现任复旦大学肿瘤医院胃外科主任，主任医师王亚农，擅长胃癌、贲门癌的诊治。

下午5点，他刚刚结束门诊，我还要拖着他聊人生，他掩饰不住脸上疲惫，自称压力挺大，"倒不一定是临床压力，还有科研，还有科室管理，我最希望见到的，是那些年轻人都能尽快上来，我绝对相信他们的潜质。长江后浪推前浪，这是规律，到他们能独当一面，我就能轻松一点。"

他坦言："对下级医师的要求是苦练'三基'，先不要考虑高大上，把基础理论、基本知识和基本技能搞扎实了，以后才有意想不到的成就。"

他最想做的是，建立和完善数据系统，包括患者的数据采集、数据分析和数据评估，然后，根据这些大数据得出医疗决策方案，"国外医师在医疗大数据的利用方面比较领先。比如，在循证医学上，可以结合和分析各种结构化和非结构化数据，电子病历、财务和运营数据、临床资料和基因组数据，用以寻找与病症信息相匹配的治疗，预测疾病的高危患者或提供更多高效的医疗服务。不过，医疗大数据的管理使用准备工作还有一大段路要走。中国是处在起步阶段。"

现在，除了文献，他已经没有更多时间阅读。疲惫的时候，他就在网上打桥牌和下围棋。"围棋是变化莫测的，桥牌是讲求合作，这两者就像在手术台上，没有千篇一律的东西。风云骤变，需要思维敏捷，不拘泥一城一池得失；而团队合作很要紧，我们手术台上的氛围都很融洽，大家配合默契，效率很高。"

围棋界高手中他喜欢大竹英雄、曹薰铉、武宫正树、小林光一和刘小光等，最景仰一代宗师吴清源，"本因坊是当年日本棋界最重要的比赛。建立一方乱中有序的净土，成为吴清源心中最大的执念。于乱世中寻求宁静的棋手，该饱尝着怎样一番难抑的苦痛呢？清心寡欲地潜修棋艺，究竟是不是一名棋手毕生所求的至高境界？"他自言自语，棋手与医者的内心，在某个时候是相通的。

我理解他的意思，心如明镜，烛照万物，才能最终通达。

初露锋芒

作为知青返乡恢复高考之后的第一届考生，王亚农说，知青的那段时光，挑粪插秧、除草割稻，虽然过的是日复一日的地里劳作，但是并不感到艰苦，反而增加了人生的体验和对自然和社会的认识。四大名著及一些外国作家的作品，《基度山伯爵》《双城记》等，都是在那时有所涉猎。"当时被列为禁书，我就借回来，偷偷地看。"

后来参加了高考，本来想读航空航天的王亚农被浙江医科大学录取，他没什么怨言，心里抱着"干一行爱一行"的想法，读了5年的医学，毕业后到浙江金华的一家基层医院工作。整整7年时间，他在普外科经历了无数个患者，无数次救治，从一个初出茅庐的小医师变成了一位经验丰富的主治医师。

有一次，他得到机会到复旦附属肿瘤医院进修，大医院，大平台，让他认识到了自己的不足，并且喜欢上了与肿瘤力拼的感觉。于是在1989年夏天，王亚农通过考研来到了上海。

王亚农说，硕博连读阶段，他从自己的每个老师身上，都学到了很多。"每位老师的身上都有很多闪光点，有的老师胆子很大，有的老师很讲究细节，有的老师处理事情很果断，有的老师非常注意规范，诊断治疗的每一步都必须有章可循。我从他们身上找到这些闪光点，并且学习、融合，形成自己的风格。"

早期让他印象深刻的手术，是一位贲门癌患者，那时他的年资还很轻，但是他的导师非常信任他，给了他主刀的机会。一个年轻医师能独自担当一例大手术是非常了不起的，王亚农在 4 个小时内成功完成了，并且得到导师的赞赏。

培养年轻一代

或许对王亚农来说，最幸福的时候，其实是在浙江金华基层医院做小医师的时光。虽然也很辛苦，但是那时候没有指标，没有各方面的要求。"年轻的时候精力旺盛，总想要多做事情。每做一件事情都会觉得很开心，因为这对你来讲是一种鼓励。"

20 世纪 90 年代时，复旦附属肿瘤医院还没有独立的胃外科，胃肠肿瘤专业是腹部外科的一部分。王亚农当时做过很多的腹部肿瘤和软组织肿瘤手术，不仅是胃肠肿瘤的手术，还包括胰肝胆肿瘤、泌尿系统肿瘤、腹膜后肿瘤、肢体软组织肉瘤、恶性黑色素瘤等肿瘤的手术治疗，这对一个外科医师对疾病的诊断和处理从广度和深度上的理解都很有帮助。后来胃外科独立出来，他开始专注于胃部肿瘤。

如今，王亚农已经是胃外科主任，更多的压力也接踵而至。压力并非来自手术台，而是他肩上扛着的科室。要让科室保持稳定向前发展，并非易事，所以，他有时也会感觉疲惫和焦虑。他把希望倾注于科室的年轻一代身上，毫无保留，尽可能地帮助、培养他们，让他们早一点挑大梁。"现在很多患者是慕名找我的，我很希望将来他们可以能去找这些新的年轻医师。年轻人将来一定会做得比我们好，这是人类和社会的规律，都会越来越好的。所以不要觉得一代不如一代，其实应该是一代更比一代强。"

外科医师需要有良好的心理素质，还要有准确的判断力，遇事果断。"很多时候需要你在短时间内做出正确的判断和选择。医师虽然不可能永远做到百分之百判断正确，但是要将出错的概率降到最低。"

正因为任何人都有可能失误，王亚农对于手下的医师并不会过分苛责。他能够包容年轻人的一些错误，不会因为一些意外情况，就胡乱训斥别人，所以他的手术氛围很好，无论是护士、麻醉医师、助手，大家都相互尊重，作为一个团队，共同完成任务。

担当责任

王亚农的患者中，百分之七八十都来自外地，每个人的背后都是一个小的社会。他认为，人类是一个整体，所以看病时，除了生理和心理因素，还要考虑社会因素。"不能把医学纯粹看成给别人看病，你要真正地对社会有所体验，才能融入，进而看好病。"

所以，他对每个手术都一样认真，都看作自己精心打造的艺术品。很多年以后，之前的患者又会回来找他，不是为了复诊，而只是看看他，看看这位曾经救了自己的医师，说几句家常话，道一句感谢，或许送上几盒巧克力。

曾经有一个患者，在国内外大医院都看过，但是他总是在住院的前一天逃跑。后来辗转找到了王亚农，问明原因才知道，这是一个心理状况非常怪异的患者，他不相信任何人，虽然他的病很早就已经被诊断出来，但是患者有个习惯，凡事都要请风水先生算上一算，因此耽误了治疗。到肿瘤医院时，病情已经很严重，整个人极其消瘦，腹膜后巨大肿瘤只能使患者完全卧床。

最后，患者认定了王亚农，并且挑好了手术日期。在此同时，王亚农一直在做患者的心理工作："我首先要做到让就医者信任我，否则医疗行为就没办法进行，效果也不会好。"

手术做得非常成功，患者恢复得也非常好。敢接手这样奇怪的患者，压力之大可想而知。但是真正上了手术台的时候，王亚农就把压力都忘得一干二净了。"既然做了，就要把责任全部揽在身上，这就是担当。"

（晔问仁医　唐　晔）

戴波:与肿瘤战斗,不管歼灭战还是持久战,关键是要赢

"不必把肿瘤看成恶魔,世界卫生组织的定义为,现在大多数肿瘤是慢性病,带瘤生存,积极随访,自我管理,是许多肿瘤治疗的趋势。"

肿瘤医院泌尿外科主任医师戴波,擅长前列腺癌、膀胱癌、肾癌、睾丸癌和阴茎癌等泌尿生殖系统常见肿瘤的早期诊断和综合治疗。

"手术那么成功,却挽回不了他的生命,有好几天我都失眠,我不知道医学的意义究竟在哪里。后来,我学会了抽离,情感的平复半小时完成,还有家属要沟通,还有很多台手术等着,而且,的确很多患者因这样的手术而有尊严、有价值地活着。"这是他在做小医师时,对呼吸之间一条生命的远逝,作出的终极思考。

术中涉险,并发症、腔镜下的出血,对外科医师来是常事,"没有那些意想不到,医师的成长是缓慢的。"所幸,还有很多术中的惊喜,会让他兴奋好几天,"本来是前列腺癌手术,探扫时发现膀胱还有个肿瘤,就一并拿下了,这种买一送一,绝对划得来。"

2个手术日,八九台,2个大半天的门诊日,总要看足50多号,"近一半是加号,人家千里迢迢来了,怎好拒之门外。"他的治疗特色是,尊重指南,但不迷信,"每个患者个体差异不同,尤其前列腺癌患者大多高龄,我用的是个性化治疗方案,早期切除根治,中晚期手术只占三成,更多的是放疗和化疗、心理干预,以及中医治疗。我理解医学的核心价值是,极尽所学,给患者最合适的治疗方案。"

他喜欢历史,喜欢从掌故中找到前行力量,"历史只能是接近真相,但是永远不会有彻头彻尾的真相,每个叙述者都有解读的立场。"之前他读王立群、袁腾飞、易中天,现在他在天涯论坛的煮酒论史里兜兜转转,"喜欢看争

论，故纸堆里的各种观点博弈，真相有时就好像呼之欲出。"

如果可以穿越，他愿意回到鼎盛汉唐，天高云淡，望断南飞雁，那时候的和平、富庶、包容、文明，以及对医师这个职业的尊敬，令他神往。

其实很多时候，在心胸烦闷、神疲意倦时，他就去江边、去公园，看老人垂钓，儿童嬉戏，彼时，他觉得生活如此美好，不仅仅只有白色巨塔里的沉默与哭泣。

让患者多一条生机

1978 年出生在南京的戴波，1995 年报考上海医科大学。他当时想着医师是个崇高的职业，受人尊敬，就业前景也好，家里有亲戚是医师，征求父母的意见后，就选择了医师这个职业。

在学校期间，他并无太多对未来的规划，只是安心学习。毕业的时候，他被分到了上海肿瘤医院。"我是男生，理应选择了外科。刚刚到肿瘤医院的时候，还没有细分亚专科，都叫腹部外科。随着泌尿系统肿瘤发病率增高，泌尿外科成立、发展很快，而现在腹部外科已经细分到大肠、胰腺、肝胆等，我算是如愿以偿。"

他记得自己第一刀开的是个前列腺增生的手术，"前列腺增体不是很大。毕竟之前一直是看，突然动手，非常紧张。老师就在边上看着。做了半个小时，汗水把后脊梁的衣服全湿透了。稍有不到位，老师一指出，就更慌了，老想着重做这个动作。这台手术做完，觉得真正成长了，作为医师可以独立承担责任了。这是任何一个手术医师都必须走的路。"

手术做到第五六例的时候，老师觉得他进步明显，而暗中他下足了工夫，看手术录像和手术图谱，每做完一例手术都在脑子里来回复盘。而这个习惯，他保持至今，"我喜欢看自己手术的每个环节有无纰漏，有无可以处理更完美的细节，再成熟的手法还是有可以提高的地方。"

手术台上，戴波常常遇到惊心动魄的情况。一例肾癌患者进行腔镜手术，手术大半进程都很顺利，肾脏肿瘤已经游离，却突然出血。"腔镜手术与开放手术是不一样的。助手只能帮忙看着镜子，一旦出血只能靠自己。这种手术难度在于处理肾蒂血管，动、静脉阻断。一般可以先阻断血管再游离，但是这个患者的肿瘤比较大，且压迫肾门，只能先游离，游离也很顺利，最后断血管的时候，出现下腔静脉损伤，屏幕上突然看到出血，心里着急了。不过，我并不慌乱，先用钳子压住血管，看一下损伤的严重程度，做出判断。"他判断的是，是否需要转为开放手术，后来发现情况是可以控制的，于是在腹腔又打了一个孔，让助手压住出血处，自己腾出手来继续操作，结果有惊无险，患者获救。

还有一次，也是做肾脏肿瘤，遇到肾动脉脱落，十分凶险。"本来已经准备收官了，突然大出血，好在当时没有离开手术室，不然后果不堪设想，钳子下去看着是把血管夹住了，实际上是把血管夹裂了——这个患者的问题在于年龄大，血管动脉粥样硬化。"他说，手术医师都要经过这些血的洗礼，处理过许多不可控的情况，医术才能精进。"一个疾病，从开始治疗到最后转危为安，是需要很多环节的。某个环节出错就可能酿成大错，之后有可能像多米诺骨牌一样造成崩溃。医师多一份谨慎，患者就多一道生机。"

他的门诊预约 30 个患者，基本上加号会到 50 多个，"前列腺癌患者大多年老，思维、行动缓慢，有些患者一个问题要反反复复讲上好几遍，这个时候除了耐心和体谅，还需要察言观色。有的老患者一来，甚至还没有开口，我就知道要帮他做什么，是不是要开药啊，患者会心一笑。"

专业和诚恳赢得患者信任

20 年从医，戴波对医师这个职业的理解颇有见地。"让患者信服之前，就要足够专业，还要有真正为患者考虑的医者仁心。患者往往不具备医学知识，不知道该如何选择，我会给出方案，然后给出带有倾向性的建议——医师如果只为了推卸责任不敢给患者倾向性建议，就永远无法取得患者的信任。患者需要中肯的建议，但往往难以在众多的方案中做选择题，需要具有专业知识背景的医师，帮助他做这道选择题。"

所谓专业能力，除了能做其他医院不敢接手的复杂手术，还要求医师掌握更多能造福患者的新技术。"比如，我们医院有一种冷冻技术，患者年纪比较大，存在心、肺功能障碍，麻醉有风险的，局部麻醉的情况下，做 CT 定位，把肿瘤病灶冷冻了。前列腺肿瘤的治疗今年开展了这个新技术，高龄患者或者做放疗过的患者，可以在 B 超引导下做冷冻手术。"

戴波坦言，做医师的幸福感来自患者。"有个年轻的睾丸肿瘤患者，在苏北老家医师诊断说活不成了，淋巴结广泛转移了。抱着试一试的想法找到我，我给他先做了原发灶的切除，然后化疗，最后做清除。当时他的盆腔里还有一个肿块，也一起切除了。五六年来，他的生活一切正常，经常与我保持联系。把一个人从生死边缘救回来，还他正常的生活，这就是医师最大的幸福。"

聚焦个体化治疗

现在，戴波把精力聚焦在前列腺肿瘤晚期的个体化治疗上。他认为，不管是中国的《临床指南》还是世界的《临床指南》，每种方法都是循证医学支持的，但是临床实践跟发表的论文是两码事，"即使在美国，也不是每个患者都可以参加临床试验的，一定是经过严格筛选的患者才能入组参加临床研究。但是，这种标准化的个体在日常临床实践中只有 20% 左右，这就要求医师根据每个患者的实际状况选择最佳治疗方式。这就是个体化治疗，《指南》要好好读，对病情有一个全方位的了解，但是对再权威的《指南》都不要迷信。"

他治疗过一个 80 岁的患者，按照《指南》是不会推荐做手术的，但是这个患者身体状况很好，肿瘤也是早期，局部症状压迫尿道，影响到他的生活，"这个时候，医师只要敢于承担一点风险，通过手术可以治愈，能够保证患者的生活质量。除了技术，这还需要患者理解，愿意和医师共同承担风险。"

做医师总免不了生离死别，"我有个 70 岁的患者，住进病房状况就很差，原发肿瘤在膀胱，手术很顺利，但是术后肺部呼吸困难，治疗一段时间还是不行，器官衰竭了，最终患者还是走了。眼看着这种逐步死亡的过程，每个医师都会觉得遗憾。"戴波承认，年轻的时候会想，这样做有没有意义，手术那么成功，却救不了患者。如果能早点预料，采取保守治疗，也许患者的痛苦还小一些，他困惑、难过了好几天，后来想明白了，没有人能完全预测结果——还是要给患者这样治疗，毕竟有那么多患者可以通过手术获益。"医学有很多灰色地带，医者的责任是从灰色地带破解难题，找到光明，而不是逃避。"

（晔问仁医　唐　晔）

刘晓健：每个人都有不可诉说的痛苦

"医师，其实是哲学家。肿瘤是个高明的胜负师，在它面前，有的人是真正活过了才死去的，最后的人生是骄傲。所谓，老兵不死，只是凋零。"

上海肿瘤医院肿瘤内科，副主任医师刘晓健。擅长淋巴瘤和晚期肿瘤姑息治疗。

这是个研究型医者，他相信天意，"既然做医师，那就只有一条路，不负如来不负卿。"

肿瘤内科，见到的是人间万象，"在肿瘤面前，见情感真相。一对公务员，丈夫患病，第一个月，妻子常来；第二个月，妻子偶尔来；第三个月，妻子带来了新的男友，摊牌了。"

作为肿瘤内科医师，化疗用药是他的强项，"合理用药，因人而异，仔细分辨患者的任何细节，化疗是一门深邃的科学，细致、精微，而不仅仅是手段。"他的患者很少有剧烈痛苦反应，大多安稳过关。

他说："彷徨与迷茫，幸福与安稳，总是如影随形。"在失去晋升机会的若干年，对他而言，意味着静守、观察、分辨、收藏。心沉潜于海底，保守着它的秘密。

他在美国休斯敦进修过 1 年，"美剧中发生的故事，就在身边。"他觉得，这是真正医者，"疯狂、单纯，就像爱因斯坦，说起患者时两眼放光，在患者出院后，追着关心患者吃的每顿药。"

他的心愿很简单，"1 张桌子，1 台电脑，1 个小实验室，2 个研究生，我已经具备从细胞见人体，从人体见细胞的能力，就想把科研变成临床。"

求学生涯

刘晓健最初有了学医的念头，是源于曾听闻，他未曾见过面的爷爷因为一次小小的感染而去世，"爷爷那时才 40 岁，那时只要打上 1 支青霉素，就可以化险为夷。"正因为此，他在知道自己被医学院录取的时候，并没有犹豫。而如今的生活也告诉他，自己当初的选择是正确的。1986 年，刘晓健考入徐州医学院，到 1991 毕业，大学生涯波澜不惊。

大学时代的刘晓健成绩并不拔尖，他并没有把精力完全用在考试上，而是广泛涉猎，"酷爱读专著，大部头书上的每个小字都不放过。"他实习表现确实拔尖的，获得优秀实习生称号。从临床医学系出来，他被分配到全国成立最早的四大肿瘤医院之一——江苏省肿瘤医院放射科。淡淡的失落漫过他的心头，"或许还是渴望到临床一线去吧。"然而 1 年后，他对放射科产生了浓厚的兴趣，对影像学、病理学的知识也重视了起来。1993 年，他转到肿瘤内科。之后的 4 年，他越来越感到知识储备不够用，于是在 1997 年，他考了苏州医学院院长阮长耿院士的研究生，学习血液学。

阮长耿可以称得上全国血液学的 TOP 5，中国工程院院士，一个纯粹的学者。从他的身上，刘晓健受益良多。那 3 年里，刘晓健在苏州医学院血液科，一边做科研，一边做临床。在淋巴瘤的动物实验及一些放射性同位素的诊断方面，他取得了一些成就。刘晓健至今还保留着阮老师给他改得密密麻麻的论文原稿，而他的眼界也更开阔了。

硕士毕业以后，他在上海东方医院短暂停留，考取了复旦大学医学院的肿瘤学博士，导师是病理科的原主任施达仁教授，一个言传身教，特别强调做人、做学问同样重要的人。后来刘晓健就留在了肿瘤医院，主攻淋巴瘤及其他晚期肿瘤的姑息治疗。

特殊开导

有人说:"肿瘤的智商超过 10 个院士"。刘晓健笑称:"可能是 100 个。很多人不清楚我们身体里面随时都会产生肿瘤细胞，只是在免疫系统作用下，这些都成不了大患。"可是，万一恶性肿瘤长起来了，那么又要如何面对呢?

刘晓健说:"通常情况下，患者拿到病理报告，说生了某种恶性肿瘤，是挨了一记闷棍的感觉，头脑一片空白，然后非常愤怒，甚至发脾气，砸东西;接着就是不愿相信:这事情怎么会发生在我身上呢? 最后进入沮丧期。"

"这个时候，如果妥善引导，他可能会树立信心，达成跟肿瘤的共存，或者拥有与其斗争的信心。另一种结果，他会继续消沉。病是发生在人身上的，所以看病其实也在看人，我们最终要让患者的生理和心理都获得健康。"

刘晓健见过太多的患者心理变化全过程，他总结出自己的劝慰方式。做心理疏导时，他常常跟患者讲:"生了肿瘤，首先不能否认。但是不生肿瘤的人，又好到哪里去了呢? 如果人可以活 100 岁，就是 36 500 天。你经过妥善的治疗，可以生存 10~15 年，这样别人可能比你多 9 000 天。如果说这 9 000 天没有好好过，整天沮丧的话，生存质量还不如生了病的人，何况许多肿瘤还是可以完全治好的。有的人，在 25 岁以后就算死掉了，因为他陷入了生活的挣扎之中，变成了行尸走肉。你要在上帝给你的时间里，活得非常骄傲，让别人能够纪念你，你就相当于永远生存下去了，而不是说，肉体一定要生存在这个世界上。"

大多数的患者听后，轻松了一些，对他增加了信任感，也就更加积极地配合治疗。

背后的力量

在国外，医师又叫 "philosopher"，即哲学家。

在刘晓健看来，人的生死是没办法选择的，每个人都有不可诉说的痛苦，孰轻孰重，却是无可比较。而肿瘤是很多人都在面对的一种痛苦，它其实是身体内的正常细胞，在生长分化的过程中，发生了遗传学改变，这是自然界中普遍存在的，生命现象的一部分。在肿瘤面前，医师和患者其实都是一样的，有时候会无能为力。而在这些残酷的战斗中，人类所取得的胜利，我们更愿意称之为"奇迹"。

1994年夏天，刘晓健值班的时候来了一个16岁的淋巴瘤少年。这个孩子是家里的独生子，家长跪在他面前说，一定要救救孩子。那时，刘晓健还只是一名主治医师，面对这种场面，深受震撼。"这个患者经过2个周期的治疗，肿块完全缩小了。之后1年每3个月复查一次，到现在已经20多年过去，他的儿子也快上大学了。"有时候逢年过节，刘晓健会收到这位患者的贺卡，感谢他的救命之恩，那是他最幸福的时刻。

"其实做医师，我个人能有多大的能力呢？一些文献里曾经提到过，多少工厂在生产抗癌药剂，国家有很多部门和人员都在为此投入心血。而药品到我手里，我给患者开药，患者康复了，感谢的却只是我。实际上，我们更应该感谢整个人类的科学进步，以及政府、企业、科研机构背后的付出。"

（晔问仁医　唐　晔）

刘辰：见自己，见天地，见众生

"其实，沟通并不在于一定要说什么，你的眼神、面部表情和肢体语言，随时都会显露你的所思所想。你对患者的情感、态度，不说话，他第一时间就能感受，而你也能感受到他瞬间反馈的情绪。"他坦言，自己并不擅长语言表达，但他做的一切，患者都能感受，哪怕结果令人沮丧，还有患者宽慰他。"我是发自内心想帮他们，换位思考，他们真的不容易。"

肿瘤医院胰腺肝胆外科副主任医师刘辰，擅长各类腹腔镜（微创）胰腺肝胆手术、胰腺良恶性肿瘤、十二指肠肿瘤、后腹膜肿瘤、肝脏肿瘤的外科治疗、胆道疾病、胆囊肿瘤及结石的微创手术治疗。

谈话从王家卫的《一代宗师》聊起，每当疲惫不堪、信心殆尽的时候，他会翻出这部影片。"王家卫说，习武是3个境界，见自己，见天地，见众生。外科医师何尝不是，见自己，是自知，这台手术能否拿下，术中意外能否有预判，手术入路如何选择；见天地，是眼界和格局，哪些手术应该做，哪些手术应该放弃；见众生，是传承的思考，是为宗师。"

在科室，他擅长做腔镜手术，他跟我分析怎样的胰腺肿瘤用腔镜更合适，分析腔镜手术在局部的优势，"绝不是为了炫技，为了腔镜而做腔镜，一切以患者的预后制订手术方案，这是原则。"

刚出道那会儿，他过得很不顺心，彼时转行风日隆，他也想过投身药代，仔细观察后，发现不符合性格，"违背我自己的天性，真要是做了，极度痛苦。我现在哪怕站着做一天手术，或者在屏幕前看一天手术视频，都甘之如饴。"

从医20年，他说如今站在手术台上还是如履薄冰，"倪泉兴老师教我的，手术台上，他一直做我的一助。老师说：'做大容易，做小难。'一上台，我始终敬畏躺在面前的每条生命。其实在手术台上，你的水平并不在于做了多难的手术，而在于你如何处理意外，在突如其来的并发症面前，举重若轻，轻舟已过万重山。"

他坦言，在手术台上容易焦躁，与平素的谦和有些两样，"病情凶险，我无法闲庭信步，手术一个衔接不上，就开始焦虑。"

能撑下去的动力，他说："全凭耐心和勇敢。""我是非常好的追随者，我学倪老师、虞老师，在熬不过去的时候想，他们遇到这样的情况，会怎么做。现在想想，他们都背负着巨大的压力，我遇到的算什么呢？"

他说："焦虑是常态，缓解焦虑的是酒精，这是几年前养成的习惯。"如果次日有一台颇费周折的手术，他会在前夜入睡前喝一点点威士忌，要是一台让他汗流浃背的手术大功告成，他也会用威士忌犒劳自己。他说，是跟村上春树学的。"但是，我学不会村上的每天5千米跑步。"

他喜欢村上的小说，读村上作品时，很容易把自己置身京都，他愿意去寻找村上熟悉的音乐和美酒。"村上的作品其意识、意趣、情致的深处，是悲悯与拯救意识的基石，不管是《挪威的森林》《1Q84》《海边的卡夫卡》，都可以找到共鸣以后的释放。"

我告诉他最欣赏的一句话，"每个人都有属于自己的一片森林，也许我们从来不曾去过，但它一直在那里，总会在那里，迷失的人迷失了，相逢的人会再相逢。"

他笑了，他知道这句话的出处，他还以村上的另一句话作结："总之岁月漫长，而且值得等待。"

从医之路

刘辰从小就知道要做自己喜欢的事。他说，这条从医路是自己选择的，希望一辈子可以做个发光发热的人。

刘辰出生在上海。中学时一次骨折，使他第一次体会到医学的力量，"当时痛彻心扉，一下都不能动，后来在医院动了手术，治好了又能蹦蹦跳跳了，那时候就对医学萌发了兴趣。"

1994年，刘辰考入上海医科大学，这20多年过去，刘辰坦言，"一路遇到很多挫折，和自己想象不一样，但只要内心真正喜欢了，就会坚持，会去摸索、模仿、复制。有时候，我会感谢自己与生俱来比较出众的模仿力——医学是经验科学，传承和学习很重要。"

实习的时候，他就偏向普外科。"大开大合，看得见，虽然比较累、比较脏，但是通过自己的能力能够改变一些事情，有愉悦的成就感。"毕业后，刘辰进了上海第一人民医院普外科，工作一段时间后，他决定考研，结果顺利考入当时在华山医院的倪泉兴教授的研究生，以后硕博连读。刘辰对老师充满敬意和感激，2010年肿瘤医院成立胰腺肝胆外科邀请倪泉兴教授掌舵，他追随老师一起到了肿瘤医院。

刘辰至今记得第一台真正独立操刀的手术，那是一台胰腺癌手术。"这类手术之前也做过主刀，不一样的是，以前倪老师在身边，很安心。现在只能靠自己——那种敬畏生命的感觉比什么时候都强烈，而且不掺杂任何小念头，那一天的感觉直到现在都很清晰。我经常对我的学生说：'不管是大手术，还是常规的阑尾手术，面对的都是一个活生生的人，要心怀敬畏。'"

那台手术很顺利，刘辰的状态并没有出现异常，他安安静静地用刀——他的刀法是跟倪老师学的，打结、分离，从最基本的做起。"后来开始做小手术，胆囊切除、开疝气、割阑尾，老师站在旁边做一助，我做主刀——这是老师一贯的育人风格，他给我最多的是鼓励和信任，现在我管 20 张床，是老师带给了我这么大的平台。"

2012 年，刘辰开始学做胰腺肿瘤的腔镜手术。刘辰坦言，腔镜技术是一个趋势，创口小，出血少，但不是所有手术都适合做腔镜手术——对无须重建的手术，腔镜是有优势的；但是在胰头手术上，腔镜并没有明显的优势。

"胰腺位置很深，一般做胰腺开放手术要两三个小时，腔镜手术可能需要在五六个小时。对患者来说，手术最重要的意义是治病，并非一定要用最新的技术。如果手术时间太长，对患者也不利。决定开放手术还是腔镜手术，最大的判断是患者的预后效果。手术的目的是患者获益。对肿瘤患者来说，最重要的是根治性，除了把肿瘤切除，还要清扫淋巴结。如果肿瘤比较小，符合一定的指标，腔镜手术是有利的，比如早期肿瘤。"刘辰如此表述。

无为或许更难

"外科医师的修养，是靠手术台上的各种措手不及磨炼出来的。"刘辰认为，做了 20 多年医师，性格还是有点急，但倪教授的话他记住了："一个成熟的外科医师不是说能开下来什么刀，而是在术中、术后能从容处理。能解决术中出血、术后遇到的并发症、判断再次手术的时机和家属的沟通等，能够妥善处理意外状况，才是成熟的医师。"

而在处理医患关系上，他始终觉得，最重要的是换位思考。"医患双方最难的问题是信息不对称、不信任。其实，医师用心付出，即使嘴上不说，患者及家属都看得到，都会理解。"

有一个十二指肠巨大间质瘤的患者，三四年了，一直服用靶向药，产生耐药性后，想动手术，肿瘤很大，跑了好几家医院都不肯收治手术，辗转找到刘辰。"肿瘤太大，除了要做胰十二指肠切除，还需要切掉一部分结肠，只能做开放手术。手术很顺利，但后期还是出现了并发症。"

刘辰记得很清楚，那是周六的下午出现了并发症，患者家属已经放弃了，但他继续着努力，这一天忙到晚上子夜时分。"虽然没救回来，但家属没有丝毫怨言，他们看到我在竭尽全力，后来还和他们成了朋友。我并不喜欢多言，往往是通过行动去感染别人，得到理解。"

一名外科医师，除了手术，更应该关注患者术后的生活。一台手术做或者不做，除了技术本身，还有更多方面的权衡利弊。外科医师做大很容易，做小很难，关键是给患者适当的治疗。切除肿瘤，换掉血管，但患者只活了十几天，没有更好的获益，这样的手术是否值得呢？"

"看着什么都没有做，其实是为患者着想，做了手术只活2个月，不做活了2年，无为或许更难。"刘辰把身子靠在椅背上，悠悠地说。

放弃不该做的手术，这是一位优秀外科医师的境界。

（晔问仁医　唐　晔）

还有次聚餐，我们约在了下辈子

最近读了《当呼吸化为空气》这本书。作者保罗·卡拉尼什是美国一名才华横溢的神经外科青年医师。他即将抵达人生巅峰时，不幸罹患晚期肺癌。从此刻起，他开始用写书来记录自己的余生。文字中透露出了他面对死亡的豁达和从容，不刻意避讳，也不让它造成悲恸。面对人生最后一段旅程，他与大家分享了他的人生感悟，希望能够留下平静心态和正能量。

在我的内心深处，同样长驻这么一位"保罗"，面对各种困难和逆境时，他一直给予了我不少力量。

小C是我治疗过的一位病患，先天的优越家庭条件加上自身的刻苦努力，他进入了英国名牌中学和剑桥大学。毕业后，他在家族的资助下，年纪轻轻就在英国开了一家实业公司，是一个有着远大前途的青年才俊。

2012年4月，他开始出现了刺激性咳嗽，可能因为工作繁忙，他并未引起足够重视去医院。等到当年11月份后，病情明显加重去看医师时，已确诊为肺癌晚期，被判为不可治愈了。当时他刚过完35周岁的生日。听小C哥哥说，刚开始他的内心和其他普通人一样，是哀伤、无助的，甚至还有些愤愤不平。恨命运在他最美好，最应该大展身手的年华却给了他最沉重的打击。他曾在妻子的怀抱中哭泣过无数次。一段时间后，他心情逐渐平静了，思考也越发归为理性。经过自己和家人的深思熟虑，小C决定返回家乡上海接受治疗，入住了复旦大学附属肿瘤医院。当时我是他的床位医师。在国内著名专家的带领下，我们暂时控制了他的病情。由于我当时做住院总，常年需要在医院值班、加班，跟这名患者接触也较多。随着时间的推移，小C对我们医护工作越发感兴致，充满好奇与钦佩；同样的，在频繁的沟通中，我对小C的了解也是越来越多。偶尔也在他的多次真情邀请下，我们会在医院附近聚餐聊天。

"重病后，仍保持儒雅的绅士风度"这是他给我的第一印象。患病期间，时常要经历常人难以忍受的病痛和化疗各种相关毒副反应，但他没有濒临绝境的紧张和慌乱。走进办公室询问病情时，小C总是先"笃笃"地轻敲两下门，得到里面医护人员的允许才进门。平时，他打扮得总是干干净净，衣着整齐，把自己最精神的一面展示给大家。围巾的多种打法，他曾给我演示了好几次，常常穿出了"明星范"，丝毫不像一个绝症患者的生活面貌，这样的乐观态度也让他深得病友们和我的同事们的喜欢。小C曾说过自己穿得太随便，是对他人的不尊重。遇到自己和其他病友同时需要叫医师的时候，他总是很绅士谦让地在一旁耐心等候着。有时候，医师发现了他期待的目光，小C则是很平淡温和地说："等你看好那个病友再说……"众多护士都是他的粉丝。她们到现在都对他记忆深刻，忘不了在她们每次上夜班的时候，小C不到万不得已时，不会去轻易打扰和麻烦她们的。一句"她们工作太辛苦"是他对此事的淡淡回应。

"重压下，仍坦然并凸显才华"这一点也使我这些年来常常回想起他。晚期肿瘤患者不光是生理上，心理上也常背负了沉重的负担。许多人会因此自暴自弃，意志消沉。小C却利用自己的金融知识，凭着病房里的电视机，研究起了股票和期货。屏幕上的数字就像听人指挥似的，说涨就涨，说跌就跌。他常常在空闲的时候，自豪地向大家介绍各种金融知识。一些抽象的专业术语和金融知识在他深入浅出的介绍下变得无比生动。病友们在他的感染下也会暂时忘却自己的身份，忘记自己身处在外界谈病色变的病房。此外，他还组织大家玩起了桥牌，包住的单间一度成为肿瘤内科桥牌中心。即使小C有意放水，多数情况下还是他胜出。

治疗时，他的风趣和幽默也让人情不自禁地喜爱他。在休息期间，我们曾去上海的朝鲜餐馆聚会。那里的服务员都是朝鲜政府外派的人员。他会一些朝鲜语，教了我所谓的"再见"。我们吃完饭后，我很有礼貌地跟服务员用他教的话道别，结果对方姑娘泛起了个大红脸。弄清楚原委后，原来他教的是"我喜欢你"。向这些略懂中文的姑娘们解释后，大家都露出恨不得批评他时的表情，小C却像鲁迅小说中偷吃蚕豆被发现后的乡下孩子一般，调皮、敏捷地躲到一边，他在为自己的恶作剧而得意嬉笑。

渐渐地，他在如此困境中展示出的昂扬正能量，感染了许多周边的病友和医务人员。大家无形中从他身上汲取了不少的力量，许多负面情绪开始远离。小C从一个被照顾的人，某种形式上转变成一个能够照顾他人的人。

"最后时刻的淡定和从容"，使我留下了刻骨铭心的回忆。病情控制一段时间后，病魔不幸又卷土重来并加倍折磨他。全身多处骨转移后的万蚁噬骨之痛像涨潮来临一样，渐渐淹没了他的身躯。他要求的麻醉药物剂量也越来越多，出于短时间内过快加量可能会有严重毒副反应，家属请他尽量熬住一点。并且骗他说上次为了满足他的要求，为他配药的某医师因为此事已经被医院解聘了。他听了很愕然，于是在一段时间，小C为了尽量不过快增加麻醉剂的剂量，在强忍地独自煎熬着……查房时，看到被他抓坏多处的床单边，想到已经用了极高剂量的麻醉药物仍然不能解决问题，常常让我们有种在岸边无助地看着人落水的感觉。小C这时仍一本正经地对我说，一提到某医师，他就内心不安。我们不得不善意地编出谎言："某医师是一个特别优秀的医师，外面向他抛出橄榄枝的单位很多，且聘请条件绝对不会比在这里差。"听了这番劝说，小C内疚的心情才好了一些。记得他走的那个下午，小C的家人电话告知我。我来到床前，整个房间里从四面八方赶来的亲朋好友们脸上写着悲伤。秩序还是井然的，轮到和我告别时，他干净的脸蛋上依然挂着淡淡的微笑，眼神中仍散发出对生活的热爱，声音微弱但仍清晰："很开心，在这最后2年，碰到了这么多好医师，了解了那么多原来不知道的生活，我上辈子肯定做了不少好事。薛医师，真的很想再找机会一起相聚闲聊。看来要改期了，下辈子……我……一定补上。"

他的呼吸和心跳从越来越急促转为缓慢和微弱，心电监护的"滴滴"之声代替了他的声音和我们作最后的交流。夕阳光辉在短暂的返照后很快躲到了地平线下，监护仪屏幕上的直线，宣告了小C的灵魂告别了人世间深爱他的亲情、友情和爱情，先一步飞向远方……

（肿瘤内科　薛　恺）

春风再美也比不过你的笑

王小波说："生命中那些有趣和美好的事物，值得去关注，错过的话会很可惜。"他说得没错，但这只是生命中轻的那个维度。还有重的维度，疾病和死亡。

为了今天的护士节，这是一次在复旦大学附属肿瘤医院的群体采访，也是我第一次不受干扰地亲近这个群体。她们是肿瘤医院乳腺病房护士长裘佳佳、综合病区护士长黄喆、大肠外科和造口病房卜丽文和输液中心护士长薛嵋。

2个小时的对话，我本想用一些词语描摹出她们的特质，比如裘佳佳的性急、黄喆的悲悯、卜丽文的担当和薛嵋的持重。但是我发现，与她们的工作状态相比，词语是浅薄的。我只有用一些细节，记录下她们最应该被人怜爱的一面。

裘佳佳说："当年在读硕士研究生的时候，老师说，佳佳，你说话这么快，患者怎么听得懂？"后来，天蝎座的佳佳就拼命练习减慢语速，只要进入与患者对话的语境，她会不由自主地减慢节奏，春风化雨，和颜悦色。"老公说，我对他不如同事和患者，回到家就原形毕露了。"

黄喆说，她的这个病区，都是姑息患者，无法手术，无法放疗和化疗，是怎样的结局，大家都心知肚明，她们就是最后一根稻草，最后一点微弱的星火，"陪着走完最后一程，安安心心的、尊严的、体面的。"

卜丽文说："遇到不可理喻的患者，见到姐妹们受委屈，她冲在前面，为姐妹们出头。"她有个造口护理门诊，医师在护理上有疑问，都会请教她。门诊的患者，带着粪袋，一屋子恶臭，她眉头都不皱一下。累了一天，回到家她做晚饭，"不做吃什么？"拍照的时候，她说一定要P图，"搞得好看一点哦！"

最有经验的薛嵋说："委屈是家常便饭，患者毕竟是患者，不要计较。患者打你，往你身上扔东西，你就躲呀，躲快一点。"她的脸上写满疲惫，脸上挂着微笑，"30多年经验帮了我很大的忙。"。

其实，我一直认为未知死，焉知生。人在求生的活动中，根本找不到尊严，尊严是通过面对死亡而领悟到的。在我看来，尊严就是关注污秽的排除，就是发明更高效的抽水马桶，就是设计私密通风均良好的单间。甚至说得极端一点，尊严就是绝不苟且偷生。

这几位美丽的女性，为我们展示了如何将尊严还给生命遭到重创的人们，甚至让生者通过这最后的关切与死者和解。

我一向认为，生命之所以充满意义，就是因为个体生命是有限的。对死亡的恐惧和厌恶,刺激着我们去热爱美好事物。

采访当晚,我又看了一遍《入殓师》,小林在处理完那具高度腐烂的尸体之后难以遏止恶心,用力地搓澡,疯狂地亲吻、抚摸妻子。而妻子也在这一刻感受到被爱的幸福。看到这段的时候,我的泪水夺眶而出。

我想,白天邂逅的这些女性,她们已经能够用自己的头脑去思考普适价值,并给出恰当的解答。

口述实录

裴佳佳肿瘤医院乳腺病房护士长:你们一定要回到自己的舞台找回自己的生活

唐晔:"当初为什么选择护理专业?"

裴佳佳:"其实当时有选择想当医师的,但是差了 2 分,所以本科就选择了护理专业。不过现在想想,人生一定有一条更适合你的路让你去走。我选择专业的时候是很懵懂的,后来读了硕士,其实也没有自己特别喜欢的专业,只是选择了自己特别喜欢的一个导师。导师主要的研究方向是肿瘤护理和儿科护理,而且在乳腺方面有一个相对成熟的平台,我就加入了这个课题。"

唐晔:"你担任护士长 7 年了,说说感触?"

裴佳佳:"我是 2010 年 6 月正式担任我们病区护士长。7 年了,我觉得,一名护士长除了必须具备果断的处事能力,心里还要有个度,一方面审视自己,一方面包容大家——我们团队的姐妹都有各种各样的个性,我也要去和不同部门的同事相处,这都是我必须接受的。一名合格的护士长,还需要良好的心理调适,我是二级心理咨询师——我们服务的人群比较特殊的,都是乳腺癌患者,是肿瘤患者里情绪波动较大的一个群体。"

唐晔:"心理学对使有什么改变吗?"

裴佳佳:"有很大的改变,我是一个性子挺急的人,但是读了心理学以后,就觉得有一个声音一直在告诉我,冷静下来,慢下来。我现在学会了宽慰自己，有些事急不得，解决问题的方法一定比问题多——读心理学对我最大的好处就是，我学会了心理调适，学会平衡自己的生活和工作，学会帮助同事们一起面对问题。其实，我刚接任时压力非常大。我是复旦大学护理学院硕士毕业，进入临床没多久就接任护士长，受到的质疑很多，我也知道自己的临床经验欠缺，当初甚至对某些岗位的职责也不清楚，虽然很愿意去学，但一时间也不能全部掌握，所以当初真得压力山大。"

唐晔："担任了护士长以后，工作上最大的困难在哪里？"

裴佳佳："每天都要面临非常多的问题，很多提前安排好的事情都会发生变化，需要去应对，所以，我每天的工作都是在磨炼自己处理问题的能力。经过这么多年，我现在已经学会沉下心去解决问题，可以说心理学的学习给了我很大的帮助，当然也离不开我们团队的配合。"

唐晔："你的团队有什么特点？"

裴佳佳："姑娘们都比较随和，做事情很有条理，有任务都会配合着努力完成，很温暖。"

唐晔："你的工作常态是什么？"

裴佳佳："因为我知道自己性子急，所以每天都会提早到病房，一方面给自己充裕的时间去调整，一方面是以身作则。下班后，我还会做一些课题。例如，年轻女性的性教育和情感，和教授一起研究遗传性乳腺癌的发病机制，年轻乳腺癌的发病因素等，希望将这些理论更好地为临床所用。"

唐晔："你是怎样和患者交流的呢？"

裴佳佳："一些乳腺癌的患者确实是急躁的。我能理解这一点，因为我们没有办法去真正体会疾病给家庭带来的影响，也没办法感同身受那些插在她们身上的管子带来的痛苦。我们只能在和患者沟通时，适当降低患者的期望值，如将化疗后最坏的情况全都告诉她，患者反而会发现，其实化疗后的反应并没有特别糟糕。每个患者的需求都不一样，我们要从不同角度去解决问题，调动所有的护理力量去帮助患者。"

唐晔："每天和这些乳腺患者相处，见多了会麻木吗？"

裴佳佳："有些医务工作者在临床工作久了，会变得冷漠，但至少我还没有改变，我一直很心痛我们的患者，尤其是年轻的乳腺癌患者——越来越多的年轻女孩患乳腺癌，我们的护士们都很疼爱她们的。"

唐晔："有没有比较开心的时候？"

裴佳佳："有，患者出院很开心，患者夸赞也很开心，不过最开心的是夸我们的护士。作为一名最基层的领导者，团队带给我的愉悦一定大于我个人的愉悦。"

唐晔："有没有最感动的时候？"

裴佳佳："2013 年，我在美国进修，收到一个邮件，是为了当时的护士节，我们团队赶制的一个视频，记录了团队的日常工作。我瞬间就哭得稀里哗啦，真的很感动。"

唐晔："平时有没有喜欢做的事情？"

裴佳佳："下班后，陪孩子的时间比较多。独处的时候，会看一些文献和心理学方面的著作，我对心理学一直怀有浓厚的兴趣。"

唐晔："对所有的护士说一句话吧？"

裴佳佳："我希望每个女孩子都能拥有自己的幸福。这种幸福体现在生活中，也体现在工作中，享受自己的生活，同时也能享受自己的工作。"

唐晔："有没有对患者说的话？"

裴佳佳："希望他们不要再以患者的身份出现在病房，回归到自己生活的舞台，容光焕发，找回自己的生活。"

黄喆综合病区护士长：我很幸运，可以陪他们走完人生的最后一程

唐晔："综合治疗科是一个怎样的科室？"

黄喆："我们科室是由介入科、姑息科和急诊组成的，介入 19 张床位，姑息 12 张床位。"一共是 31 张床位。介入科属于微创治疗的，主要是针对那些中晚期患者不适合做积极局部处理的病灶，通过微创介入的方法，使患者获益。而姑息治疗主要针对已失去手术及放化疗指征或不能耐受放化疗不良

反应的患者的对症支持治疗;改善手术或放化疗后不适症状或预防转移复发的患者;同时也包括那些在肿瘤一经发现即被告知无法治愈的情况下，以减轻或消除不适为治疗目的患者;也能针对患者的家属进行心理疏导和精神支持。"

唐晔:"压力大不大？"

黄喆:"大，因为我们科分为 3 个部分，介入科的特点是周转快，手术量大;姑息科的患者病情变化快，大多数都是晚期癌症患者，部分处在临终的阶段，对我们的心理压力和护理工作量来说都是比较大的。"

唐晔:"你怎样去面对这些患者？"

黄喆:"我当初是主动报名加入这个科室的。原先我在化疗科工作的时候，就会面对一些癌症晚期患者，很痛苦，疼痛使得他们的生活质量特别差。对这些患者，我非常同情——当然经过这么多年的工作，现在我已经可以坦然面对患者的离世，变得更坚强了。"

唐晔:"你最大的压力在哪里？"

黄喆:"一方面，护士的工作很辛苦，患者很多症状和病情的变化需要我们关注;另一方面，是心理上的压力，患者的一些抑郁情绪会影响到我们护士的工作和心理。"

唐晔:"工作中有没有印象最深的一件事？"

黄喆:"有一次我在查房的时候，看到一个患者在哭，她也是我们科室的老患者。我当时就想，是不是因为化疗引起的不舒服，还是其他什么原因。后来，她告诉我，她的女儿刚被诊断出肿瘤，她是一个单身母亲，家境拮据，这样的打击让她觉得天塌了。我握紧她的手。她不断向我诉说她的不幸。我耐心地倾听，给予及时的反馈。在征询了她的意见以后，给她安排了一名心理咨询师，做了几次心理辅导。出院后，我又对她进行随访，得知她家住在 5 楼，没有电梯，上下楼不便，难以进行 PICC 导管维护时，我请和她住得较近的护士上门帮她维护，同时也帮她向医院争取了一部分费用的减免。虽然患者最终还是去世了，但她的单位一再向我们表示感谢，我到现在还会时时想起她来。"

唐晔:"面对这样的患者和压力，你怎样缓解自己的负面情绪呢？"

黄喆："很多情绪是需要自己去化解的，比如阅读。我喜欢看与我工作有关的书籍，如《最好的告别》。我的床头是一本《少有人走的路》。我还喜欢旅游，放松心情，恢复体力和脑力。"

唐晔："你如何理解死亡？"

黄喆："无论在东方还是西方，死亡都是一个沉重的话题。我认为死亡是很正常的事情，生老病死每个人都会碰到的，就是看有没有准备好吧。一些哲学家说过：'生是死的开始，死是生的结束；死亡是一个人生命的归宿，人生就好比一个圆圈，出生时从原点出发，死亡时又回到了原点。'我很同意这个观点。"

唐晔："你是怎样理解这份工作的？"

黄喆："很神圣，一般的护士碰到的临终患者不多。然而，我们面对的大多数都是不能治愈的患者，有时候觉得这份工作蛮伟大的，能陪这些患者走完人生的最后一个阶段。"

唐晔："有没有什么放不下的事情？"

黄喆：放不下自己的母亲吧。我的母亲也是因为晚期胃癌去世的。那时候没有吗啡，晚期的疼痛是令人绝望的，所以我能体会到那些患者内心的悲怆。"

唐晔："说说你的工作常态？"

黄喆："我每天的工作其实是很烦琐的，每天交完班，处理好一些案头的文件后巡视一下病房。了解一下患者的生活护理，包括长期卧床患者的翻身、口腔护理和压疮护理是否完成；一些晚期患者有恶心、呕吐，还要想办法减少他们的痛苦；还有一些便秘的患者，早期可以通过药物来解决，如果不能缓解，我们会采用非药物的方式去帮助患者排便，发现是由于粪便嵌塞所引起的，我们会用手掏来解决。

唐晔："你对自己的生活满意吗？"

黄喆："满意，虽然有些人觉得护士这个职业地位不高，但是我觉得还是很有意义的。"

唐晔："对所有的护士们说一句话？"

黄喆:"我祝所有的护士姐妹们护士节快乐,平时的工作那么辛苦,希望你们能够爱护自己。"

唐晔:"想对患者说些什么?"

黄喆:"希望你们能够开开心心的,绝处逢生,至少不再痛苦。"

大肠外科和造口病房护士卜丽文:这是一份工作,也是一份责任

唐晔:"你对护理工作的感受是什么?"

卜丽文:"我从事护理工作二十七八年了,最大的感受是很辛苦、很累,刚开始还是三班倒的。现在的医患矛盾也很严峻,很多患者和家属不理解我们,给我们的工作量和心理都带来了一定的压力。"

唐晔:"工作量大到什么程度?"

卜丽文:"我们的护士走路都是小步跑着的,工作节奏非常快。我们科现在一年的手术量是3 000多人次。这么大的手术量后的护理工作,我们都需要在单位时间内完成,工作节奏必须要快,并且不能出错。"

唐晔:"你对这样的状态满意吗?"

卜丽文:"当然是不满意的,这样的状态也不是我们自己的力量能够改变的,只能尽量去适应。我的理想状态是像国外那样的病房,是安静、有条理的,无论是患者还是医务工作者,都是互相尊重的。"

唐晔:"你平时会受到委屈吗?遇到委屈,你会怎么解决?"

卜丽文:"有,可以说是天天有。一般我们不会和患者正面冲突,但是遇到蛮不讲理的患者,我会直接和他沟通。比如有些患者会在我们护理操作的时候录像,我会很严肃地告诉他,我们的第一身份是公民,第二个身份才是医务人员。我们有最基本的肖像权,如果他不配合,我们没有办法进行护理。其实真正遇到了委屈,我也会理解对方,患者也有自己的无奈,只能先做好自己的事情,遇到矛盾不生气。"

唐晔:"你自己的特点是什么?"

卜丽文:"我性格比较直爽,做事干净利落。在外科长期的历练,让我具

备果断的处理方式，每天接触不同的患者，更需要我们随机应变。"

唐晔："你感到最高兴的是什么？"

卜丽文："也没有特别高兴的事情，当然，患者夸赞我们的时候，是挺高兴的。但是，不管患者是怎样的态度，我们都需要有很好的情绪自控能力。"

唐晔："在护理工作中，有没有遇到过印象特别深的事情？"

卜丽文："我现在是专门做造口护理的，为很多癌症患者做伤口处理。有些患者伤口复原出院以后，几个月后就去世了，我们得知后很惋惜。但是，没过多久患者家属来医院找我们，感谢我们将患者的伤口处理得很好，让患者走得有尊严。"

唐晔："大肠外科的护士，做的都是又脏又臭的护理，你和姐妹们是怎样度过这道难关的？"

卜丽文："大肠外科经常要处理患者的粪便，很脏、很臭，但这是一份工作，也是一份责任。刚开始确实是不习惯，但慢慢就习惯了。有时候我们护士在操作时会溅到患者的粪水，也照样继续完成工作，一丝不苟。这毕竟是自己的工作，在为患者处理好伤口以后，还是很有成就感的。"

唐晔："工作之余，你有什么喜欢做的事吗？"

卜丽文："喜欢看柏阿姨的'新老娘舅'，虽然都是家长里短，但是对处理病房内的纠纷是有帮助的。"

唐晔："在护士节前，对姐妹们说一句话？"

卜丽文："希望姐妹们快乐，对自己一定要好一点。"

唐晔："对患者说几句话？"

卜丽文："希望大家能理解，目前医学的力量是有限的。就像特鲁多医师的墓志铭上写的：有时是治愈，常常在帮助，总是去安慰。"

输液中心护士长薛嵋：很多时间，我们都在对习惯网上搜索的患者作解释

唐晔："介绍一下你所在的输液中心？"

薛嵋:"我们输液中心是以化疗为主。医院因为床位紧张,为了接受更多患者的治疗,一般患者的化疗都是在我们的日间输液中心进行。输液中心有38位护士,主要是护理化疗的患者,也有一些药物辅助治疗的患者。"

唐晔:"从事护理工作,最大的体会是什么?"

薛嵋:"我从事护理工作32年了,担任护士长20年,护理工作是越来越难做,专业的要求在提高,患者对护理人员的要求也在提高——医学技术的发展很快,如果不学习,就是在退步。医师的治疗方法改变,我们的护理措施也要跟上。另外,患者普遍没有医学背景,我们就要有问必答。有很多患者自己在网上看到了治疗方法,对我们的治疗和护理产生质疑,那就需要我们去向患者解释,我们是从患者的安全角度出发的。"

唐晔:"护理工作中有遇到过什么委屈吗?"

薛嵋:"委屈很多,有患者一不满意就会随手向我们扔杂物。每天遇到的大冲突不多,但是言语上的不快天天会遇到,不过已经习惯了,尽量去理解患者。"

唐晔:"遇到委屈,怎么去处理呢?"

薛嵋:"年轻的时候也有哭过,现在算是成熟了,更加明白这份工作的分量。"

唐晔:"你自己的特点是什么?"

薛嵋:"我是对工作比较认真的人。我的原则就是不做错事。年轻的时候我还会发发脾气,现在基本不发脾气了。处理事情也是有自己的方法,站在患者的角度去想问题,用患者能够接受的方式处理。我经常说自己运气很好,我的好运气是来源于我的责任心和经验。"

唐晔:"说说你通过自己的经验解决的棘手的事情?"

薛嵋:"有一次,一个患者发现按压针眼的棉球上有异物,一根白色的、细细的、短短的像塑料的东西,当时护士并没有重视,随手扔进了医用垃圾桶。后来,患者对照说明书,怀疑丢弃的可能是药物。护士看了说明书,咨询了其他护士,觉得可能是药物,与药厂代表取得联系,厂方人员听了事情经过以后,安抚患者并答应第二天给患者重新注射,患者同意了。我当时不在医院，打针的护士随后电话报告了我。我知道他注射的是一种固体药物，是一种聚合体，我在临床接触过。所以，我就让操作的护士将注射后扔掉的那一段塑料小棒一定要找回来，才能知道到底是不是药物，是部分药物没有注射进去，还是全部药物都没有注射进去。那名患者文化水平很高，那天我们在医院废物箱里找了好久好久，在一个带血的棉球上终于找到了注射后丢掉的这段残余，并且放在刻度尺旁边拍照。第二天，我们和患者一起对"塑料小棒"进行确认，与标准对比之后，我们为患者重新安排一次新的注射。对事情的处理结果患者觉得满意。"

唐晔："在管理上，你有什么特点？"

薛嵋："以身作则，这是很重要的，不仅仅是在规章制度上，更是在学习和对患者的态度方面，对自己的行为满意才能去管理你的团队。"

唐晔："人到中年，再学习有难度吗？"

薛嵋："到了我这个年纪，学习的时间多了很多，所以学习是不停止的。我现在还承担很多教学的任务，我是上海市护理协会 PICC 专科培训的核心教师，包括我们肿瘤医院的带教。"

唐晔："怎样做一个好护士？"

薛嵋："努力去做好自己的工作，处理问题从患者的角度去想。"

唐晔："业余时间你会做什么？"

薛嵋："泡一杯咖啡，阅读几个短篇缓解疲劳。如果有时间我喜欢旅行，我每年都会有 2 次远途旅行，彻底放松自己。"

唐晔："护士节对我们的护士说一句话？"

薛嵋："我们的护理团队是很团结的，祝大家天天开心吧。"

唐晔："对我们的患者说一句话？"

薛嵋："希望你们早日恢复，能够多理解一点我们医务工作者。"

（晔问仁医　唐　晔）

第三篇

坚守韧心

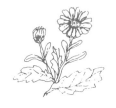

愿你在母亲的陪伴下成长

亲爱的小朋友:

刚过完新年,你就随母亲来门诊复查。她牵着你的手走进来,唤你,"快给我跟张医师打招呼,说新年的吉利话。"你抿抿嘴,头低着,轻轻地跟我们说:"张医师、童医师,新年好!"脸上带着一贯的羞涩的笑,小手不自在地在妈妈手掌里动了动。你母亲顶希望你成为一个彬彬有礼的好孩子。

不知道什么原因,我总记着你,记着你去年第一次同你母亲来医师门诊时那懵懂、稚气的脸庞。也许是因为你长得像我弟弟小时候,也许是因为你是我在门诊遇到的年龄最小的家属,又也许是因为你那口熟悉的乡音,让我对你有种莫名的亲切感。当我问你母亲病史的时候,你乌溜溜的小眼珠,一会儿瞧向我,一会儿又望着你母亲瘦削的脸庞,好像在极力弄明白母亲到底患的是什么毛病。你母亲说她在我们医院外科做完结肠癌手术快1个月了,外科医师建议她继续做辅助化疗,她也希望可以好好治疗,以后不要再生出什么幺蛾子。你母亲眼里隐隐噙着泪花,又赶紧忍住,怕你瞧见。我记录好病史后,你们到了张医师那边,她说:"你母亲的淋巴结有2个阳性,确实需要做辅助化疗,规范的辅助化疗可以起到一定的作用,但不保证以后百分之百不复发。"当时你就那样静静地听着,眼睛盯着张医师,却不知道你究竟望向哪里,眼神空空的。你母亲的泪这次没忍住,一下子落了下来。接着,你母亲就按照张医师的方案开始做辅助化疗了,因为外地报销的原因,办的日间化疗。这样每2周我都会见到你们俩,而每次来,你母亲都紧紧牵着你的手,好像这样就能一直留在你身边。

第一次化疗前,我们给你母亲详细讲解了一些化疗注意事项,比如第一次化疗后要注意观察自己的反应及如何对症处理;冬天要注意肢体保暖、戴手套，不要用手接触凉水等。你母亲用笔细细地记在本子上，时不时地问我一些她不明白的地方。我在解答的时候，看到你竖着耳朵也认真听着，似乎想帮妈妈多记一些信息。化疗时，我们按照化疗方案的致吐水平给你母亲进行了规范的止吐。所以，从第一次化疗起你母亲就没有吐过，化疗后的胃口也不错。当她第三次来的时候，一进门我就瞧见你母亲的脸蛋比之前圆润许多。"最近伙食不错嘛，脸都圆了。"我笑嘻嘻地同你母亲开玩笑。你也转向你母亲，瞧着她的圆脸蛋，嘴角上挂着大大的笑。

你母亲第四次化疗的时候，你有点气呼呼的，故意不搭理她。我开好化疗单后，问你母亲："怎么了？"。她说因为自己生了这毛病，总要来化疗，而你每次都要跟着，耽误了不少课程。怕影响你的学业，这次她想让你留在家里好好上学。但你坚决不同意，因为舍不得她一个人来。说到这的时候，你母亲的声音有些哽咽，你的眼眶也湿了，但你倔强地咬着嘴忍着，像个小男子汉。看着你的模样，我拉了拉你的手，说："小朋友，妈妈的化疗进行地很顺利，你陪着她来也知道的，对不对？你呢，现在要好好上学，不能老耽搁，到时候学业跟不上，妈妈会很难过的，她还指望你上好大学呢。张医师跟我会好好帮妈妈化疗的。你不放心的话，可以每2个月跟她来1次，好不好？"你望着我，愣愣地想了想，又看看你母亲，小声"嗯"了一下。你母亲摸摸你脑袋，感激地朝我笑了一笑。之后她就单独来了几次。

2个月后，你母亲第9次化疗，你又跟着来了，这次正赶上清明节。这个时节在家乡，按习俗，家家户户都会亲手制作清明果。幼年时的清明节，祖母总会领着我跟姐姐到田埂边儿上采嫩艾叶，再将艾叶捣碎同面粉混合做皮儿，里头包上春笋、酸菜跟瘦肉做成清明果。我在外求学多年，已许久未见到清明果，而祖母也于去年走了，我怕是再难尝到那滋味了。这次你来，手里捧着一个竹篮子。你母亲拍拍你的肩，朝你努努嘴，你开始小声地说："童医师，这是我妈妈亲手做的清明果，带了点儿给你尝尝。"看着你那局促的模样，我又想开你玩笑了，故意说："我们医师可是不能收你们东西的哦，不然要被批评的。"你慌了，忙道"我就想让你尝尝，妈妈说童医师老家是我们那儿的。"我打趣道："好吧，既然是小朋友的心意，那我就破例收下了。"那天下班回到家，看着你给我带的那一颗颗绿油油的清明果子，我轻轻地拿起来，咬一口，满口都是家乡的风味。不觉又忆起了祖母，视线渐渐模糊。小朋友，谢谢你，谢谢你帮我解了回乡愁。

新年前，你母亲做完了12次的辅助化疗检查指标很平顺。你跟你母亲又满心欢喜地回去了，这真是一个很好的新年礼物。在这新年伊始，望着你同你母亲走出门诊的背影，我在心里默默为你母亲祈祷：愿她一直安康，愿她一直留在你身边，看着你上初中、上高中、上大学，看着你成为一个棒棒的好孩子。

新年快乐，小朋友！

永远祝福你的童医师

（肿瘤内科　童　朵）

自古忠孝难两全

亲爱的妈妈：

您最近身体还好吗？看到您朋友圈里一直晒和小姐妹们吃喝玩乐的照片，我甚感欣慰。

我知道您很关心我，虽然嘴上说你们过得很好，没空就不要回去看你们了，但每次回家您都会张罗一大桌子菜，临走还要我带各种您自己做的半成品和点心，一直嘱托我说少吃外面的快餐，甚至说可以帮我每天做好送去我家。每每离开你们那边时，你们都会目送我下楼，甚至还会在窗口一直看我消失在路灯的尽头。那时那刻，我不敢回头，因为我怕看到你们那不舍的目光，那会让我不知所措、彷徨游走。即使在同一座城市，两家间隔也不过几站地铁，可我现在回家的频率却越来越低。我知道你们想我，可工作、学习的压力已让我无暇分身，所以在权衡利弊后，我能放弃的也只有你们。因为我深知，血浓于水的亲情不会因为时空的距离而变得模糊。即使多日不见，我的一声"爸，妈"便可唤回一切，抹去你们心中的相思苦。重燃你们对我的爱。

每次朋友圈中有人转发医闹的新闻，你们都会义愤填膺地评论，我知道你们担心某天我或许也会成为里面的主角。但爸、妈，你们放心，因为我相信人性本善。还记得我给你们讲过的我实习时候的事情吗？那时我第一次给一位老伯换药，不娴熟的手势换来的却是他信任的目光和一句"我相信你以后会是一个好医师的"。那一刻他肯定的目光，那一句温暖的话语，无形中滋润了我年轻的心灵，让我在今后的职业生涯中深深地感受到了信任的力量。纵有医闹千万，可我仍然坚信爱可以构建起人与人之间信任的桥梁。

不知从何时起，医患成为了对立的个体。患者用尽一切来保护自己所谓的"权利"，甚至不惜用暴力胁迫来掩饰对医学无知的自己。而医者也不遗余力地将自己关在"安全笼"里，各种无谓的检查、保守的治疗手段只为避免一场场潜在的争议。当信任的天平失衡翘起，则会不断地拉开人与人之间的距离。其实医患本该一体，同仇敌忾将病魔抗击。我为伯牙，你乃子期，弦断有谁听？如是方能展现出医患关系的真谛。憧憬有一天患者不再将我们排斥为异己，而是投来信任的目光，敞开心扉与我们风雨同舟在一起；期盼那一刻我们把患者视为挚友知己，播撒希望的种子，耕种健康和他们将爱坚持到底。

现代便捷的通信拉近了时空的距离，却也在无形中拉开了你我的心。很想对爸、妈说，我爱你们，但却一直没勇气。也很想对患者说，我也爱你们，可也显得苍白无力。这封信或许将永远停留在电脑屏幕中不会寄出，可我对你们的爱伴着文字和思绪，将萦绕于心间从不曾磨灭；我也希望彼此的信任会植根心间。

背影消失在茫茫人海的尽头；有时候身未动，心已远。让"爱"说出口。

（核医学科　杨忠毅）

在没有四季的手术室 "负重绣花"

夏日清晨,踏进复旦大学附属肿瘤医院的大门,前来就诊的人群熙熙攘攘。透过他们红肿的眼睛便可知道,这又是一个不眠之夜。

紧挨着门诊大楼的 5 号楼 1 楼就是介入治疗科病房。尽管这里只有 19 张床位,却像肿瘤医院的其他科室一样,从早忙到晚。介入治疗科主任李文涛教授告诉记者,虽然来治疗的患者病种复杂多样,但一般情况尚可,经过介入治疗,基本不会影响他们的日常生活。

穿上 10 多千克重的 "行头",仍无法完全避免职业暴露

许多人都知道,外科治疗靠手术,内科治疗靠吃药,而对介入治疗知之甚少。李文涛解释说:"介入治疗可以在不开刀暴露病灶的情况下,通过人体原有的腔道,或者在皮肤上做几毫米的通道,在影像设备的引导下对病灶进行精准诊断或治疗。"

为保障患者的生活质量,尽可能地延长生存时间,介入科医师犹如一群 "重甲战士" ——他们身披 10 多千克重的铅制 "甲衣",头上顶着 "铅帽",鼻梁架着 "铅眼镜",脖子上围着 "铅围脖",年轻小伙子还得裹上 "铅内裤",以便最大限度地降低职业暴露对身体的伤害。

副主任医师何新红一边熟练地穿戴 "手术行头" 一边说:"尽管现在的铅衣已更新换代,从最初的 20 多千克减至如今的 10 多千克,款式也由原先的上下一体衣,改为上下分体衣,但是当介入科医师在给患者做手术时,身体那些没有被铅衣保护到的部位,还是或多或少会受到 X 射线的照射。"

每每脱下厚重铅衣，汗水早已浸透洗手衣

手术开始，"全副武装"的介入科医师在数字减影血管造影机的引导下，根据治疗需求，选用不同的器械：或将牙签粗细的导管通过人体血管，将高浓度的化疗药物直接输送到病灶内，实现对肿瘤细胞的"密集杀伤"；或用芝麻粒大小的栓塞剂直接封堵住肿瘤的供血血管，断其"粮草"，"饿死"肿瘤；或用圆珠笔芯粗细的消融针直接穿刺到肿瘤内部，利用高温（最高达110℃）或者低温（最低达−150℃）将肿瘤"烧死"或者"冻死"……

这里的每台介入手术都如同"负重绣花"，若不是亲眼目睹，很难相信这些穿刺、灌注、栓塞、消融等精细操作，是由这群"重甲医师"完成的。

"我们这里没有四季。"介入科医师们说，为了确保介入治疗影像设备的正常运转，治疗室内的温度要始终保持在25℃左右。尽管如此，每台手术结束后，医师们脱下厚重的铅衣，汗水早已浸透洗手衣，而患者身上只有一个小小的针孔。

治疗恢复的快节奏让医师们愈发忙碌

由于介入医学独具的微创、高效、精准和可重复性，在现代医学中已经成为与内科、外科并驾齐驱的第三大学科。虽然肿瘤介入只是综合介入中的一个分支，但其临床地位和价值在不断升高。介入治疗不仅可以挽救中晚期肿瘤患者生命，缓解他们的病情，针对早期肿瘤患者，可达到根治的效果。

如今，复旦大学附属肿瘤医院介入治疗室已然变成了一个高效的诊疗平台。作为高速运行的肿瘤医院列车的一个功能单元，介入手术室每年完成介入手术6 000余台，介入科CT引导下穿刺活检量近4 000例。此外，介入科医师还帮助需要长期输液化疗的肿瘤患者构建"生命线"——静脉输液港。随着医师和患者对静脉输液港优越性的逐步认可，目前，静脉输液港构建量由最初的每年40余例，增至如今的近500例。

微创介入的治疗方式，使得这里的患者恢复得相当快，平均住院时间不到5天，但这样的快节奏，也让医师们更加忙碌了：入院、查体、问病史、写病史、手术、出院，向患者交代注意事项，叮嘱定期随访，就这样周而复始，送走一批又迎来一批患者。虽然一刻没有停歇，可每当看到患者开心地出院，"重甲医师"们的心就像脱下手术铅衣一般如释重负，彼此默默会心一笑。

（《文汇报》 陈 青）

胡夕春：肿瘤内科个体化用药的集大成者

"常有患者问我，化疗患者又伴随一些基础疾病，要吃大把大把的药，是不是都要吃，怎么吃。我是不主张用散弹枪的，能用精确的、精悍的杀伤力强的武器，为什么不用？因为其他医师信心不足。所以我会说，根据患者的具体情况进行综合判定后，我可能说这几种药可以去掉了，这2种药只要吃半颗，我会给患者个体化用药。"

肿瘤医院肿瘤内科主任、主任医师胡夕春擅长乳腺癌等肿瘤内科治疗、新药临床试验探索治疗所有晚期恶性肿瘤的药物。

有人说，这是个世界级的肿瘤内科医师，找到他，就是找到了寄托。作为一名老医师，"看着他们从只能活1个月，延长到1年、2年、5年，甚至延续'神话'，我就极其满足。我们每一点医学进步，延长肿瘤患者的总生存，都是患者通过生命换来的。因此，我们要感谢患者、善待患者。"

作为一名科主任，管着200号人的科室，在淋巴瘤、胸部肿瘤、胃肠肿瘤和乳腺肿瘤的化疗上在上海乃至全国都有盛誉，他说："科室设立亚专科，一是专科设置的需要，二是患者分流的需要。肿瘤内科不能什么都是强项，而患者也实在太多，因此我们在常规治疗肿瘤患者的同时，也设定了一些拳头项目、重点攻关的项目。"

他最喜欢琢磨药理、药性、机制和不良反应，"为什么只能吃1颗，什么时候吃最好，多少剂量才是最合适的，吃了以后最明显的反应是什么，1小时后会怎样，3小时后会怎样，与其他药合用是增加疗效还是互相抑制，都要分析得清清楚楚。"他甚至会了解患者在服用的中药，明确告诉患者，哪些中药材是不宜使用的，"许多肿瘤患者会在化疗时或者化疗后服用中药，那就迫使你了解中药的成分和药理，要把最合适的中医药配伍告诉患者。"

他坦言："一名好的肿瘤内科医师，要具备鉴别诊断能力，不能什么都依赖病理科，影像科，他们已经超负荷工作了，一旦有万分之一的走眼，对患者的治疗就可能南辕北辙。"而这过硬的鉴别诊断力，除了基础扎实，还要仔细观察，"最近一次查房，同样脚肿的3例患者，背后却是3种不同机制，我的学生在跟我查房时是最有收获的，十分过瘾，有点像唐蒙的足球解说，他们在我背后整理了我的查房问题，并起了个名字'胡教授查房三百问'，我十分感动，觉得应该编撰成书，《肿瘤科常见诊疗问题问答——胡夕春医师查房实录》，这里不是我一个人的成绩，而是凝聚了复旦大学附属肿瘤医院肿瘤内科的50年的功力。"

他有过在香港大学医学院4年博士的经历，他喜欢这个城市，而那段时间对他来说很幸福，没有太多的压力，如痴如醉汲取知识，如果有心事，他会到太平山顶坐一会，吹着夜风，看山下繁星点点，"我最终还是没有留在香港，我没有选择安逸，我要回来做医师。其实，我们这个行业是一个很伟大的行业，只有杰出的人、优秀的人和肯努力的人才能够出头。"

我明白，他和我已经采访过的300位医者一样，都是和自己赛跑的人，为了更好的未来拼命努力，争取一种意义非凡的胜利。

从医之路

胡夕春1983年参加高考，之所以报考医学院，是因为他出生在一个大家族，各行各业的子弟都有，偏偏少了一个医师，"谈不上喜欢不喜欢，似乎理所当然地高考志愿就填了医师，没有特别的想法，如今回想起来，幸好是做了医师。"

他被苏州医学院顺利录取，和医学亲密接触后，发现自己是喜欢医学的，学习变得积极主动。1980年代的大学校园读书风气很好，一方面是国家恢复高考没有多久，人们都加倍珍惜读书的机会；另一方面，能考上大学实在不易，每个人都如饥似渴地汲取知识。"喜欢读书，一有时间就泡图书馆，和一般学生不一样，我的近视就是读大学那会看书落下的。当然也不是全无娱乐，当时中国女排五连冠，学校里也刮起排球风，也会和同学一起打排球。"

似乎有书读不够的感觉，大学毕业后，胡夕春继续考研——早在本科生的时候，他就对药物非常感兴趣，潜心研究过各种药物的机制，并不喜欢刀光剑影的手术台。因此，研究生考试时，他顺其自然选择了内科。由于大学期间的努力，他成为苏州医学院83级应届毕业生考研成功的3位同学之一，而且所学专业是当时非常热门的临床医疗技能和培训专业。

1988年，胡夕春的研究生生涯从上海肿瘤医院开始，直到1991年毕业，从见到肿瘤的害怕，到如今的坦然自若，一晃28年过去了。他坦言，读书时候对肿瘤是心存恐惧的——化疗的药物是有毒的，放疗也是有放射性的，"似懂半懂的时候，是最恐惧的状态。"

20世纪90年代，香港李嘉诚基金赞助内地和香港医学界相互学习交流，给上海医科大学每年1个名额去香港。他被选中，当时赶上香港回归，去香港的手续烦琐，直到1998年3月才成行。这时候他已经是主治医师，接触肿瘤疾病已经10年。

在香港读了4年博士，前后在国外医学杂志上发表了7篇SCI收录论文，这在当时是一个令人称奇的数字。"因为我是一名临床医师，知道临床需要解决什么方面的问题，现在称'转化医学'，因此发文章比较容易。"胡夕春说，讲了4年英语，也学了实验室的东西，"实验室系统知识对临床是很有帮助的。回来后不仅对肿瘤的了解上了一个新台阶，在教学上也有很大帮助。以前只会看病，现在能用英语讲课。"

深谙药物机制

胡夕春对药物的机制是痴迷的。他认为,每种药能治病都有它的道理。临床上各种抗肿瘤药的机制他都了如指掌,而且,哪怕是最常见的抗高血压药,别的医师知道这药可以降血压,开了处方,交代患者每天吃 1 粒就好了。但是他不行,忍不住把药理、药性弄清楚——为什么吃这种药能治疗高血压,为什么吃 1 粒而不是 2 粒,"药理弄清,再去开处方就游刃有余了。知其然,还要知其所以然。"

有上了年纪的患者,除了肿瘤,还患有高血压等疾病,会拿着一把药问:医师,我已经吃了好多药了,你帮我看看,这些药能不能一起吃,哪些能吃,哪些不能吃。"有些医师一看就晕了,这个时候是考验内科医师的功底——两种药一起服用,有没有增加疗效,有没有产生毒性,A 药有没有影响 B 药的疗效。有时候在门诊可能一下子判断不了,就回去查书,查得多了,也就熟悉了,现在只要是常见的、经我开出去的药,机制都非常清楚。其实,用药像排兵布阵,不是人越多越好,而是精准布局,相互巧妙借力。"

有些医师喜欢开一大堆药,而他的原则是尽量少用——可用可不用的药坚决不用,有时候诊断很久,开出去只有一两种药。他解释说:"其实药物在人体的作用是很复杂的,能把一两种药物的作用发挥恰到好处,远比一堆药中每种药发生一点作用好很多,况且,很多药是相互抗衡的。""药物代谢一般是肾脏代谢、肝脏代谢,再经胆道系统排出,药物混合在一起,医师会分不清药物作用,便无法从人体代谢上来考虑。"于是,他会直接从患者的药方上划掉几个药,不用吃这几个了,剩下的几个必须吃,坚持患者的个性化治疗,而不是同一种病就开同样的药,而能坚持这样做的前提是医师的自信。

许多肿瘤患者是中药、西药一起上,所以,在开出西药的同时,他也会询问患者是否服用中药,"同样一味中药,南、北方产地不同可能药性就会不一样,在配置西药的时候,这些也会考虑到。说实话,药物太多了,没有谁能把所有的药物都搞清楚,尽力而为,触类旁通,只有对药物多一分了解,临床经验多了，才能运用自如。"胡夕春说。

诊断为先

胡夕春坦言："做一个普通的内科医师不难，但是要做一名好的内科医师是很难的。一名好的内科医师，最主要的手段就是用药物治疗，必须对每种开出去的药物明晰清楚。这首先需要诊断能力，其次是鉴别手段。"

曾经有一个患者在一家三甲大医院治疗，一直按乳腺癌治，结果他检查后发现是卵巢癌。"医学上的事情没有那么简单，不能说谁故意想把人治坏了，可一旦诊断错误，所有的治疗都是误入歧途，越走越远。"胡夕春给年轻医师反复讲了这个例子，他的思想是，一个医师不是光会开刀、会开化疗药就可以的，首先应该是个诊断医师——临床诊断，不光靠影像科检查，还要靠医师自己的辨别侦查。"临床医师应该告诉影像诊断科的同道，自己申请 CT 检查的目的，应该关注哪个具体解剖位置。患者说的任何细节都不能放过。一定要培养医师的观察分析和推理能力，不能全依赖机器分析。有个患者在其他医院看的，出现黄疸了，医院说去保肝，黄疸指数 300 多了，正常人只有20。而其实患者是鼻咽癌的，误诊为鼻咽淋巴瘤，诊断错了，后面全错了。幸好这位患者的鼻咽癌还是早期，保肝成功后局部放疗就治愈了他的疾病。到目前为止，随访了 10 多年也没有复发。但绝大多数误诊的患者不是这么幸运的，是救不回来的。我跟学生说："不要相信所谓名医开的处方，不要完全相信机器的诊断，一定要独立思考，多一份心，手下留的是一条命。"

在胡夕春看来，诊断一是经验，二是认真。"现在的医师可能太依赖诊断，影像科太忙了，国外的影像科医师一天出片子不超过 100 张，我们大医院工作量是外国的 7 倍。人不是机器，要犯错误的，是有一定比例误诊率的。比如做一个淋巴肿瘤的 B 超检查，影像医师会从头查到尾，查那么仔细吗？根本没有那么多时间，这个时候，就需要主治医师告诉他，怀疑哪个部位的淋巴有问题，就重点做那个部位的筛查，这才有效率。"

现在，虽然他主攻乳腺癌，但是每种肿瘤系统都能讲清。他的学生们最喜欢跟他查房，"比看厚厚的书管用，看书容易睡着，而在患者面前一边看着肿瘤症状，一边讲课最生动，最容易教学。"

胡夕春的诊断是一绝。他说，并不是什么绝招，自己不过是一位较真的医师而已。有一个患者第一次查出来宫颈癌，手术后不久又发现一个肿瘤，所有人都认为是癌症转移了，这个患者也知道肿瘤转移意味着什么，极度绝望，跑来找胡夕春寻找最后的希望，胡夕春检查后告诉患者，这不是肿瘤转移，而是另一个恶性肿瘤——既然不是转移，说明还有救，及时让患者做了手术，争取到了治愈的机会。

胡夕春查房极细，患者的症状、体征、实验室检查报告，任何一点他都可以讲得头头是道。有一次查房，发现 3 个脚肿患者，他告诉学生，一样的病症背后的机制不一样，一个是注射升血小板针引起的药物性水肿，一个是放疗后的水肿，第 3 个是低白蛋白引起的水肿，"每个机制都不同，一个好的内科医师必须要把病的源头找出来，而不是仅仅开具利尿药。"

"真心希望能把我的医疗经验告诉年轻的医师。纸上得来终觉浅，得知此事要躬行。学生跟着老师查房是很重要的环节。老师用心教，学生用心听，这才是查房的真谛。"

胡夕春说："从医 30 年，没有特别反感的患者，就像社会上的人形形色色，患者也是如此。"大多数时候，他没有在意患者的喜恶，而只是埋头医学，选择最佳方案。"如果自己的治疗有效果，患者自然信服。"他曾经碰到一位患者，后腹膜肿瘤侵犯了大血管，胡夕春仔细询问了病史，做了体格检查，阅读了外院 CT 片——最后考虑到本院没有血管外科，在本院手术风险大，因此建议患者到更合适的医院去动手术。没有想到的是，患者家属要求退还挂号费，理由是没有进行任何治疗。

（晔问仁医　唐晔）

吴小华:将来，妇瘤科一定会开宗立派

他出生于安庆，他说上大学之前没见过火车。而我知道，这座小城，人杰地灵，大好山河，灿烂群星，陈独秀、张恨水、邓稼先、杨振宁、赵朴初、严凤英，一个个如雷贯耳的名字，往上可追溯到三国的大乔、小乔。

上海肿瘤医院妇瘤科主任，主任医师吴小华。肿瘤医院妇科恶性肿瘤多学科综合治疗组首席专家。擅长宫颈癌、卵巢癌、子宫内膜癌、外阴癌的手术及化疗等综合治疗;特别是年轻宫颈癌患者保留生育功能的根治性宫颈切除术。

知道他，是从数年前他在国内率先开展的保育式切除方法，给未孕的宫颈癌女性带来生命的希望。目前，肿瘤医院已经累计完成此类手术340多例，20%的患者成功分娩。

他和他的团队，对于这一手术的适应人群制订了符合中国患者的"复旦标准"，对于哪些患者可以接受此项手术有着严格的"门槛"，而在最近一版更新的《美国国立综合癌症NCCN指南》上，已采用了部分"复旦标准"作为宫颈癌手术标准。

因此，肿瘤医院也成为世界上完成这一手术例数最多的医疗机构，世界上无可匹敌。

一天十几台手术，从早上8点到晚上8点，他说虽然累，但是喜欢这种状态，被需要、被关注，被拥上妇瘤领域的神坛，"有些事是非常想做的，妇瘤科应该从妇产科独立出来，按照《指南》，建立标准，受益的是患者。所以，现在的江湖地位很重要，是为妇瘤学科发展大计。"

患者都想见到他，哪怕排队足足等了半年，就为听他一句判言，他继承了导师的衣钵，在手术、放疗和化疗3种武器上都有极佳造诣，"尤其是宫颈癌手术，真的什么都做过，再难也有预判。"

肿瘤医院的医师，见惯生死离别，花开花落，他说："这个世界变化太快，还没盛开，就已经凋零"。"我国宫颈癌的现行发病率是欧美等发达国家的6倍，近10年有倍增的趋势。上海35岁以下女性宫颈癌的发病率在1970年时不足2%，如今已经超过20%。"

我说："人生有两大悲剧，一是万念俱灰，一是得意忘形。不管是哪一场悲剧，都是病魔滋生的温床。而那些病床上的女人，本不该成为悲剧的主角。"

放下笔墨，披上白袍

吴小华说，人所走的路途总有偶然。

青春年少，他曾热爱文学艺术，不过，因为年幼体弱，又耳闻目睹家乡求医十分艰辛，高考时家里商量：希望咱家能出个医师，毕竟"不为良相，便为良医"。于是，他懵懵懂懂地填了志愿，考入了蚌埠医学院。那时，他只是觉得医师是将来吃饭的事情，必须认真对待。跳舞、游玩，大学生的娱乐活动花样不少，他却没心思顾及，除了写字刻章的爱好放不下，平日"两耳不闻窗外事，一心只读医学书"。

吴小华的努力吸引了学院的注意。毕业后，他在激烈的竞争中成功留校。4年后，他考了上医大的研究生，硕博连读攻读妇科肿瘤，继续肿瘤医院的妇瘤科工作。

导师给了他深刻的影响：硕士导师张志毅教授是外科出身，在外阴癌、宫颈癌手术上颇有造诣，具有不服输的霸气；而博士生导师蔡树模教授在绒癌和卵巢癌化疗、宫颈癌放疗方面颇有成就，一辈子勤勤恳恳，医德高尚，80岁了院里不让看门诊，他仍每周抽时间免费替人看病。

吴小华学习继承了2位导师的医技、医德，踏着前人的脚步，引领肿瘤医院妇瘤科走向国内领先的辉煌。科室坚持从1956年建科以来的放疗、手术、化疗综合治疗模式。吴小华也将这坚持了半个世纪的治疗模式继续下去。为什么患者都愿意到妇瘤科来看病？因为这3方面都为其所长，符合肿瘤综合治疗规律，只是多学科在妇瘤科一科内实施而已。

　　不仅国内知名，吴小华的成绩还为国际同行所认可，先不论品类繁多的国际医学会议，在正在进行的国际妇科肿瘤学会（International Gynecologic Cancer Society）亚太理事的竞选，他代表中国、澳洲和印度等国专家竞争，在我国尚无先例。先有韩国首尔国立大学医学院妇瘤科专科培训医师来肿瘤医院妇瘤科培训经验，后有世界顶尖的私立研究型大学西北大学（Northwestern University）医学院的妇产科聘请他为学校的客座教授，坚持送临床专科培训医师来肿瘤医院妇瘤科培养学习。曾有国内妇产科年轻大夫想到美国寻求妇科肿瘤专科培训，最后申请信被纽约斯隆凯特琳纪念肿瘤医院（MSKCC）妇瘤科主任 Barakat 转到吴小华手中，推荐她"去肿瘤医院妇瘤科进修，那里很有特色，临床水平不比美国差"。

　　蜚声国际，带来的除了声誉，还有压力。如今，吴小华已经习惯了飞来飞去的生活，各处讲座展示，不仅为保住科室"江湖地位"，还为传播经验。医者接受更好的培训，才能让更多患者少走弯路。

"患者让我充满力量"

　　第一次独立开刀的情景，他还历历在目。

　　手术是外阴癌，导师见吴小华学得差不多了，便叫他独立去会诊医院开刀。当时他紧张又兴奋，路上把自行车链子都骑断了，打出租车甚至还忘了拿找钱。但一进手术室，路上还有些冒失的小伙子仿佛换了个人，思路清晰，手起刀落，手术开得又快又准。手术很顺利，这也是导师的考验：平时手术观察已足够，能否成为合格的医师，就看有没有胆量落下这第一刀。

　　如今他已身为主任，一天统领十几场手术已是家常便饭。科室的年手术量更是达到 4 700 例，恶性肿瘤手术位居全国前列。从早上 7 点到达医院，8 点半开始第一台手术，到晚上 8 点多结束工作，为了换取患者的安然归家，他和团队几乎把家安进了医院。

　　无论每天多少次"上台"，吴小华初心未改，仍像第一台手术一样专注。

人非圣贤，生活中他也会疲惫、会烦躁；但在手术台上，他总是保持最佳状态，只剩专业、安静和投入。他说："有时候生病了，一天没吃东西，而上了手术台，还是充满力量。"

精湛的技术换取了患者的信任，同时导致他的号极难挂，始终得从数月前预约。他也心疼患者，门诊时从早上一直看到下午2点，偶尔连饭都吃不上，却仍然满足不了庞大的患者群体。

有时，吴小华也会想：很多患者情况其实很简单，交给主治医师即可，自己能否少看一点？"但门诊时一看见患者痛苦的样子，我实在受不了……"

他一心一意扑在患者身上，就连进行健身锻炼也是为了手术时能保持应有的体力。平时没空游泳，他开会时都会带上泳衣抓紧机会锻炼。

"我4月30号从巴西开会回来，长途跋涉了29个小时航程，在家睡了一宿。第2天是劳动节，又到山西去会诊，连开10个刀，时差都倒过来了，医师是劳碌命……"

医者仁心，澄明如镜。

传递新生

妇科肿瘤，让吴小华与最绝望的女性打着交道，加上患者来自全国各地，他墨守一隅，看尽世间冷暖，人来人往。

子宫，一个孕育生命的器官，但100多年来，最大限度保护宫颈癌患者生命的治疗方法，只有进行手术切除。切除会永远失去生育功能，而不切除则有性命之忧。百年来，这个问题深深困扰着宫颈癌患者及家属。吴小华作为临床一线的医师，也见过一些术后康复良好的患者无法抹去的忧思愁容，还有一些偏远地区、家庭地位较低的女性，他还记得那些惶惑的女人，一听说要切除子宫，身体如落叶般颤抖。

患者的苦痛触动了吴小华，于是他开始寻找宫颈癌手术保留生育功能的新方法。从2000年的灵光一现到2003年的临床应用，他的手术创造了中国历史上实施宫颈癌切除术后再次怀孕生育的先例。至今300多例宫颈癌患者保留生育功能手术，在尝试怀孕的妇女中有 20% 成功分娩。

吴小华及其团队的手术为宫颈癌患者带来了生的希望，但同时也有一些患者如需保命，必须进行子宫切除。很多患者对其抵触、误解，有患者说："切掉子宫……岂不是对不起丈夫？""医师，没有子宫我就成男的了！"医师虽然理解，却也无奈，改变想法并非一朝一夕，但是医师永远都在努力。吴小华说："我经常和她们讲，你切掉子宫之后，夫妻生活一样没问题，有的卵巢瘤患者，术后甚至连内分泌都不受影响。"除了母亲、女人，患者也是人，人要活得更有尊严。

如今吴小华已经很久没写字了。古文书画曾是他的最爱，刚工作时许诺自己每周末一定写字，而家里成堆的宣纸，现今只能在大年三十一拂陈灰。

他放下了纸砚，而心中无悔；他化刀为笔，提臂惊鸿，在手术台上为千万患者书写出熠熠新生。

（晔问仁医　唐　晔）

王坚：病理科医师，医师中的"侦探""法官"和"老师"

病理科医师究竟是一群什么样的人？

他们每天在做什么？

在复旦大学附属肿瘤医院病理科主任王坚眼里看来，病理科医师的角色非常复杂，除了要当好医师完成自己的本职工作之外，还需扮演好其他几个角色。

病理科医师要做"名侦探"

"有时候，我们就好比是医师中的'侦探'。"王坚说，这两个看似毫无关系的职业之间，其实有很多共同点。比如，他们都要求从业者心细如发，见微知著。侦探有这些特点，目的是为更快破案找到线索，而病理科医师则是为了拯救患者，为患者争取宝贵的治疗时间。很多时候，病理科医师的工作难度比侦探破案只高不低。

"平时经常与各种各样的检查报告和病理鉴定工具打交道。"王坚说，这些工具和检测其实就是病理科医师手中的"放大镜"，病理科医师需要做的，就是从一大堆患者的信息中抽丝剥茧，最终确定致病"真凶"。

"有一位 17 岁的患者让我印象深刻。"王坚说，患者来院时腋下有肿块，由于发现时间晚、病程发展快，已经失去了做活检的机会。虽然仅凭肉眼无法确诊患者患了何种疾病，但王坚可以断定，患者的情况不容乐观。由于已没有办法再做新的有效检查，他一时间也是"两眼一抹黑"，不知从何下手。

"思来想去，只能从患者以往的检查结果上找线索。"王坚回忆道，"我们找来了患者所有能找到的相关检测材料，再根据其来院之后的种种症状和迹象进行综合分析，最终认定患者得的是'间变性大细胞淋巴瘤'，属于一种恶性程度比较高的肿瘤类型。"

"案"已告破，时间就是生命！诊断一定，病理科立即协同化疗科一起为这位患者制订治疗方案。"治疗的效果证明了我们诊断的正确性。"王坚说，患者的治疗效果十分理想，病情逐渐改善。

"回想起来，那已经是 7 年前的事了。"回忆起这位患者，王坚不由得感慨万千，"疾病并没有阻止他当年参加高考，他顺利进入理想中的大学校园。前段时间，孩子的母亲还回来找过我们，除了向我们表示感谢，给我们带了一些家乡的土特产外，还带来了好消息:孩子现在生活得很好，已经找到了合适的工作。"

"治疗到了这般地步，基本上可以认为疾病已经被治愈了。没有什么比这消息更好的礼物了。"王坚说。

病理科医师应是"大法官"

不少人对病理科医师的印象是"坐在实验室或医师办公室里，大多数时间与显微镜打交道的人"。这样的印象是片面的。"事实上，病理科医师经常需要和患者直接沟通，这样才有助于作出最及时、正确的病理诊断。"王坚说。

"很多时候，患者来之前已经去过许多医院，找过许多医师，之所以还要怀着一丝希望来找我们，就是想听到一个和别处不同的声音。"王坚说："此时，我们充当的角色就是生命的'法官'，与法庭上铁面无私的法官不同，生命的'法官'在提供准确病理诊断的同时，还需要考虑患者和家属的感受，虽然谈不上'一言定生死'，但我们的每句话，往往都会牵动着他们的心。"

"特别是在对孩子的问题上，家长的情绪更加可以理解。"王坚说。曾有一位来自浙江的 11 岁少年，由于前臂出现肿块而前往医院检查。当地医院检查之后诊断为恶性肿瘤，而且恶性程度很高。

"从父母的神情上就可以明显看出，这个诊断结果让他们蒙受了巨大的打击和心理压力。"王坚回忆道，"但在仔细查看孩子的病情并重新阅片之后，我心里却对这个诊断产生了怀疑。"

最终的诊断结果与王坚的猜测不谋而合，先前的诊断确实有误，孩子患上的其实是"环形肉芽肿"，一种很容易被误诊的良性肿瘤。相对来说，这个诊断结果比之前的要好太多了。

"我第一时间通知了孩子的家长。"王坚说，"当我说这些的时候，他们的神情极度紧张，那种感觉就好像是在法院听法官的终审判决一样。好消息一出，明显可以感到他们心中的大石头落了地。"

但是，法官的职责，不只是判决，还要量刑。王坚说："病理科医师诊断结果的正确性，往往会对临床治疗产生很大的影响，这就是医学上的'量刑'。诊断结果不同，医师在治疗方法和程度上也会有很大的区别。"

曾有一个 14 岁的女孩，从厦门来到上海肿瘤医院病理科求医。来之前，女孩的父母已经带着她在当地的医院检查过了。当地医院根据多项检查的结果，诊断女孩患了胃肠道恶性肿瘤。女孩的家长抱着一线希望，在当地医院的推荐下带着她来到了肿瘤医院病理科，希望进行进一步确诊。

"从女孩带来的检查数据和材料来看，当地医院的诊断没有问题。"王坚解释道，"但有一个细节引起了我们的注意：女孩的基因突变检测结果显示为阴性。而在大多数情况下，这种类型的肿瘤在这个指标的检测中应该显示为阳性才对。"

"这让我们对她的治疗产生了犹豫。"王坚说，"如果把她的疾病作为恶性肿瘤来治疗，那么首选的应该是靶向治疗，但如果诊断结果有误还采用靶向治疗，不仅会浪费宝贵的治疗时机，高昂的费用也会给患者家庭带来极大经济压力。"

"在肿瘤医院重新做了部分检查之后，又发现一些检查指标与之前的材料有所出入，于是我们开始重新审视原来的诊断。为了提高检测的准确性，我们建议患者再加做一个'分子检测'，以此提供新的线索。"王坚说，新的检查结果证实了我们的观点。最终女孩的疾病被确诊为"发生在小肠的骨外骨肉瘤"。而对这种疾病的治疗，应该采取放化疗。有了正确的诊断结果，终于能够"对症下药了"。"患者的治疗效果不错，病情也逐渐有了起色。"

病理科医师要当医师的"好老师"

"如今，在某些医学领域，我国的水平已经与国际先进水平接轨甚至引领世界。但在病理学方面，我国和世界上的先进国家还有相当大的差距。"王坚坦言，这种差距主要体现在两个方面，一是人才，二是沉淀。

1997年，王坚曾在日本产业大学进修，学习病理学专业，之后在2005年和2007年又分别以学习交流的形式去过美国2次，提高自己的病理研究水平。"我认为，去国外从事1~2年的研究和学习是一种很好的锻炼。"几段出国学习的经历，让他认识到了国内病理学与国外的区别所在：国内的病理学资源还处在应付"量"的阶段，而对于"质"的提高，却还处在混沌的觉醒和摸索之中。

"最近几年，随着硬件的不断发展和优化，国内病理研究的基础环境正在逐步改善。"王坚说，这更凸显出了我国缺乏病理学专业人才的困境。病理是国内目前人才最为紧缺的医学领域之一。一个好的病理科医师首先应是个好的临床医师，这样才能了解临床医师在诊断和治疗中的需求，更好地配合临床治疗，从不同的角度服务患者。但这中间存在一个悖论：对一个医学人才而言，如果他已经是一个好的临床医师，那么他为何要再转去做病理呢？临床医师的人才缺口也不小啊！

病理科的亚专科建设，就是复旦大学附属肿瘤医院正在践行的、缓解病理诊断困境的措施之一。科室试图通过这种方法，将患者的病情逐步细分，并推动医师的研究方向进一步细化，提高诊断效率，最终造福更多患者。

"肿瘤医院病理科从 2007 年开始推进亚专科建设，至今已经有 10 年的时间。"王坚说，"与已经有近百年历史，各方面都更加专业、规范的美国相比，10 岁只能算是'小学阶段'，积淀还远远不够。但我们也在不断学习国外的先进经验，加强对年轻医师的培养。"

病理科是肿瘤医院的"王牌"科室，每年接收来自全国各地的患者会诊34 000 多例。王坚说："我把这看作是对我们的信任。下一阶段，科室还会配合医院的发展，推进二三级医院诊疗的标准化，帮助基层单位增强疾病诊断能力，让更多的老百姓得益。我也希望肿瘤医院的病理科能做一个'好老师'，成为我国在病理研究方面的引领者，终有一天迎头赶上先进国家的脚步。冲出亚洲，走向世界！"

（晔问仁医　唐　晔）

李文涛：用介入挡住生命的坠落

"敬畏生命，肿瘤医院看过的生死太多了，我现在比任何时候都懂这句话。"

上海肿瘤医院介入放射科主任的主任医师李文涛擅长复杂的肿瘤并发症的介入治疗，如梗阻性黄疸的 PTCD ＋支架治疗，肝癌合并门脉高压的治疗，消化道和泌尿道的良、恶性狭窄的介入治疗，肿瘤合并血管病的介入治疗等。

"在影像学的基础上用介入手段诊断治疗。"他是这样定义这个科室的，11 位医师，19 张床位，一年的 CT 下的微创穿刺数量全市第一。他说，越来越发现这个学科建设的重要性。

来自山东济南，外科医师出身，对手术的功能性恢复颇有见地，命运使然，他从外科医师变作介入医师。"不同类别的成就感，前者是立竿见影，后者是以小见大。"

齐鲁、中山、长征、肿瘤，他在介入领域始终有贵人扶持。他说："自己的眼界与素养完全是在上海练就的，越到后来，手上的工夫越敌不过思索与判断。"

小科室要做出大文章，是对这位医者的考量，科研、多学科合作和临床创新，是他下个阶段的重心，"患者现在都在学习，也渐渐认识到介入治疗的有效性，口碑很重要。"

他年轻时打过排球，是球队队长，有不短的二传手经历，"集体项目与个人项目不同，讲求配合和合作，介入也一样，我在齐鲁医院抢救过一个女孩，车祸，骨盆全部碾碎了，血流成河，当时介入科一马当先用栓塞止血，后面妇科、普外科、泌尿科和骨科轮番上阵，车轮大战，女孩终于救活。这场战斗，整整打了 1 天半。"

他念念不忘当年排球队的日子，一传、二传，扣杀拦网，这群汉子的汗、血流在一处，厮喊声掀翻了体育馆的屋顶。

从医之路

1987 年，李文涛考取山东医科大学。他学医跟家庭有很大关系。他父亲是教师，家里几个亲戚都是医师，想着家里有人学医，以后就有人能照顾家人，于是在父母的建议下，他就报考了医学专业。"很多时候，人的基因是会延续的，跟家庭环境有关，性格里有家庭的底色，我没想过做其他事情会是什么样子——医师和教师，都是知识分子范畴吧。开始很懵懂，不过从大学实习开始，就知道自己是真的喜欢做医师了。"

毕业后，李文涛进了齐鲁医院，开始认定的方向是骨科，研究生报考的也是骨科，"骨科是创造性最强的一个专业，虽然有骨科手术学，但是临场发挥性非常高，看着老师们各有特色的临场发挥，体会着医学的'师傅领进门，修行在个人'"。

满以为会在骨科"从医而终"。没想到，毕业后，齐鲁医院的院长说要在放射科下设立介入科，需要临床医师来做。"负责人极力推荐我去。骨科医师做得好好的，突然要转行，当时还不明白什么是介入。"

他坦言："骨科成就感更强烈。"一个人的骨头支离破碎了，腿断了如三节棍一样，经过自己的手，过两天这个患者可以走路了，跑过来给你下个腰，说医师你看我好了，这个成就是看得见的。"

而介入科的成就是看不见的。只能小处见大，那么细的导管，在那么小的地方，患者是不知道的，但是医师知道。医师知道动了哪里才能把患者治好。

1996 年开始，齐鲁医院介入科初创，"那一番经历，对后来在上海肿瘤医院创建介入科室是有好处的，当年是跟着老师干，现在是自己挑大梁。"

在齐鲁医院介入科，李文涛遇到过一生最难忘的事。当时，一位 41 岁的学校后备干部患巨块型肝癌，没法做手术，只能做介入，当时主任不在，只有自己上阵。做了栓塞后，患者发热超过 40℃。管床的普外科医师用尽各种办法，高热两周才退。那两周，李文涛都不知道自己是怎么熬过来的，总认为闯下大祸。两周后，退热了，后来发现肿瘤明显缩小了。这个时候可以动手术了，手术后，家属拿着病理报告来感谢。病理报告说肿瘤全部坏死，未见存活肿瘤细胞。李文涛此时感觉到介入的"神奇"。

当时，李文涛最感激的是各个专业的前辈们在患者的危急时刻没有说过一句责怪自己的话，一直采取各种办法积极配合治疗，而患者取得满意疗效时，将首功记在这个无名的介入晚辈头上。这件事他的感悟很深：一是，"介入"是可以治病救人的。二是，同行间贵在合作与包容。三是，临床处置要"如临深渊，如履薄冰"。临床处置分寸把握水平的高低不是一朝一夕的工夫。"医师治病先要看到人，再看到病，不能把病治好了人也治没了，有时候，往前多走半步可能就把患者推下悬崖了。"

工作 4 年之后，李文涛考了上海中山医院王建华主任的博士，"冲着老师的名气来的"，把"上医"教材重新学了一遍。王老师做人、做事、做学问非常认真，临床要求很高。每个医师管的患者，术前、术中和术后各个细节，包括患者的各种指标数据，一定要报出来。老师常说："作为医师，没有这种素质是不行的。对患者认真，是医师最基本的素质。"

之后，李文涛到长征医院，师从我国介入放射学主任委员肖湘生教授，完成 2 年的博士后研究。他在中山医院和长征医院完成了专业积累。

挑起介入科的大梁

"说到介入放射科，很多人对这个科室是没有概念的，介入放射学是医学影像学的一个分支学科。"李文涛说。

其实，在医学领域，20 世纪 40 年代才开始有了介入的概念。它是一门在影像设备的引导下，用如穿刺针、导管、支架、消融电极针等这些微创的器械进行诊断和治疗的临床学科，基于影像设备作为引导手段，也基于医师对影像解剖学的熟悉度，整合专业临床知识，有相对专业的知识构架的要求。

李文涛告诉笔者，肿瘤治疗强调多学科综合治疗，"介入"是个技术平台，可衍生成为专业诊疗体系。在这个理念下，介入放射科扮演一个重要的角色，是各个专业都离不开的。现在这个专业还比较弱小，随着队伍的壮大、技术的提高、学科建设和知识体系的建立，在肿瘤治疗这个领域大有可为。

说到肿瘤医院介入科的发展方向，李文涛认为，是基于肿瘤医院患者的特点、各个临床科室对介入科的理解和需求，发掘上海肿瘤医院介入诊疗的亮点。立足医院优势特色，建立从诊断到治疗再到临床科研一整套的学科体系。

先从诊断讲。穿刺活检是肿瘤诊断的重要手段之一，"介入专业组"创立之后，将 CT 引导下的穿刺活检作为服务全院的突破口，努力做到"重点突破，全面覆盖"。"重点突破"肺结节的穿刺活检，做到直径大于 5 毫米的结节可以成功取材；"全面覆盖"做到除颅内病变外，全身深部组织的穿刺活检。目前，单就 CT 引导下穿刺活检已经做到上海市规模最大、成功率最高、并发症率最低和临床符合率最高，逐渐成为一个品牌。

肿瘤医院介入科起步基于 CT 平台，有很大的工作量和娴熟的操作技术，对 CT 穿刺技术的理解领先于后来者。"每个主治医师的年穿刺工作量是千例以上，去年做了 3 600 例。现在有个概念叫精准，真实的含义是精准到分子水平和基因水平，当然这先要做到解剖学概念的精准，先取到病变组织的活检，才能去检测。CT 引导下的活检，是各个科室越来越依赖的。现在的靶向治疗更离不开这个。CT 引导穿刺活检从满足患者需求和科室合作的角度来说，非常具有意义。"

说到治疗，李文涛的科室立下的目标是，让介入微创技术实现对肿瘤微创诊疗的全覆盖。"越来越多患者都想微创治疗，而微创本身是个含糊的概念，介入技术就是微创概念下的技术，也叫介入微创或者微创介入治疗，这在一个平台上是交叉的，除了中晚期的患者，其实早期的患者也可以通过介入微创治疗，如消融治疗，在影像的引导下，利用穿刺技术完成一个局部的肿瘤毁损，达到治疗的效果。例如，在日本关于肺的小结节治疗，已经有相当多临床数据表明，一期的患者消融治疗跟手术治疗疗效是一样的。在中国这个数据还没有，这有待于临床进一步的实践。"

李文涛坦言："从实体肿瘤来说，用微创介入来解决早期的肿瘤，需要循证医学，从循证医学到个体化医学转变，还要考虑伦理学。保护患者利益为前提，治疗手段不能比现有的手段差，这要做一个比较性的研究，微创介入刚刚开始，证据还没有那么多。现在的工作重点还是在中晚期患者的治疗上，但有一些证据证明，中晚期原来不适合做积极局部处理的病灶，通过微创介入的办法，患者是可以获益的。"

科研和团队合作

从技术上升到学科离不开科研，科研包括基础研究、转化型研究和临床研究。李文涛说："科室未来的发展是分几步走，一方面，申请国家和科委的课题，是偏向疾病或治疗手段的机制研究——如果离开了机制研究，那就没有根。科室的几个医师拿到了研究肿瘤微环境方面的国家自然基金研究项目；另一方面，是介入相关的新器械、新制剂、新方法的研发，属于转化型研究。在临床研究上，科内要求每个治疗组都要有自己特色的临床研究，也已经跟国内多家医院联合开展多中心研究。"

李文涛说："介入科自建科之初始终瞄准国际领先的肿瘤中心在介入领域的发展。科室纵向比较是有10多年的经验，但是横向来看，远远不足。肿瘤医院的目标是国际一流，亚洲领先的肿瘤防治中心，我们科室和医院总体目标要求相距甚远，只有建立一套完整的学科体系，才能逐步缩小差距。这个过程必须脚踏实地，'积跬步致千里'无捷径可走。"

（晔问仁医　唐　晔）

杨秀疆：我们的超声内镜，足以让世界仰望

"许多真相是扑朔迷离的，真相背后都有故事。而我们是找真相的人，漏过了，患者就完了。我有时对患者说，我把你的胰腺一片一片检查，患者吓坏了，我说，是用超声，不是切掉。"

肿瘤医院内镜中心主任的主任医师杨秀疆擅长胆胰肿瘤、上消化道内镜诊治［胃镜、超声胃镜、内镜逆行胆道引流术（ERCP）］。

这个内镜中心的规模，比不上中山医院、仁济医院和新华医院，医师不

过区区五六名。但是，肿瘤医院上消化道的所有内镜穿刺、诊断，都出自这里，尤其是胆胰肿瘤和胰腺癌的诊断。"每年 2.5 万例的内镜检查，压力巨大，内镜中心的检查是外科手术的依据。否则，谈什么手术。"

他的内镜中心，现在是全国各路内镜豪强前来学习的地方，2004 年，他第一次出席国际内镜学术会议，做演示并做主题发言，那时，他仰望着国际上的同侪;而到了 2012 年，轮到他们仰望他。"我没有留过洋，没人教我，就靠自学，拿到国际专家的录像就没日没夜反复看，这里学一招，那里学半式，打的是内镜下的百花拳。"

他说:"肿瘤医院的内镜中心靠的是特色，尤其是超声内镜的使用，在国际上都是领先的。"他的技术炉火纯青，"一个是超声，要学会庞大的数字化超声的合理使用;一个是内镜，打个比方，我不用市场标配傻瓜机，我用的是符合检查需求的单反机。有人说我有火眼金睛，总能看到别人看不到的东西，其实，我只是爱琢磨，总爱思考。"

他是这样的，检查一个胃癌，他查了一个底掉，又查出三五种隐患，"说不清患者是该感谢我，还是恨我。不过，我想，终归还是会感谢我的。"

如果煞费苦心，排除万难找到一个隐匿极深的小小肿瘤，他会窃喜。他说，如同拿着洛阳铲的摸金校尉，凭藉敏锐的手感和嗅觉，一寸寸搜索，一尺尺探进，在血肉筋骨丛中，找出致命的元凶。

进入他的语境，我发现他是孤独的，有时焦虑于一无所获，掌声和鲜花也并不属于他，"前面是外科医师，后面是病理医师，我的成就感是自己给的，要是在意荣誉的话，那就不用干活了。"

"我 50 多岁，快退休的人了，还每天都在长进，每个月都比上个月提高了那么一点，不要小看这一点，你试试看。"他对那些进修医师这么说。

他左手的掌心和拇指第 2 关节横纹处，有 2 个硕大的硬茧，按下去如同石卵，他嘿嘿笑道:"每天操作内镜，每一寸精细的角度都要靠这一把，哪天你也有了茧，你就化蝶了。"

2019 年，肿瘤医院的内镜中心终于将有病床，从诊断到即将大规模开展内镜下的治疗，这让他十分兴奋，可惜，那个时候他年届六旬。"没关系，看着病房起来，看着治疗开展，我满心欢喜，可以归隐山林，继续读我喜欢的心理学，现在没时间。"

我其实很喜欢这样的医者，他看似恬淡虚无，但骨子里是4个字，不愿辜负。我对他说："我们都生活在一个巨变的年代。少年、不变，都是多么奢侈的字眼。到我们归隐的时候，会庆幸曾经为此努力过、坚持过。"

"是的，每种努力和坚持，每个值得怀念的经历，都会构成未来困顿时候，可供缅怀的金色梦乡。"他说。

高山仰止

中国人民解放军第三军医大学坐落于美丽的山城重庆，有着光荣的历史和鲜明的军事特色，是20世纪六七十年代年轻人向往的高等院校，杨秀疆也是其中一员。

1979年，恢复高考之后的第2年，杨秀疆如愿考上了这所理想的大学，即将成为一名合格的军人和一位优秀的医师。

开学连续3个月的军事训练，让杨秀疆本来瘦弱的体质得到了锻炼。他学习很刻苦，成绩始终排在前列。大学毕业后，作为交流生到第二军医大学附属医院上海长征医院学习，自此开始了漫漫医学路。

那时"文化大革命"刚过，许多有着真知灼见的老教授从折磨中挣扎出来，回到学校恢复任教，其中就有第二军医大学的建校元勋张国志教授。张教授早在"文化大革命"之前就是医院大内科的主任，有着知识分子治学严谨的态度，批评起犯了错的学生毫不留情。当时第二军医大学的病历书写有着严格的格式要求——每份病历就像一份个人简史，可以从中找出疾病隐藏的蛛丝马迹。有一次，一名跟随张教授查房的医师没认真写病历，张教授翻看后大怒，直接把病历本从2楼窗户扔了出去，在场的医师都噤若寒蝉。也正是因为这件事，在"文化大革命"中，他被打成了"反动学术权威"，受尽磨难。

分到消化科的杨秀疆，在老前辈们的身前受教。张教授依旧严谨治学，性如烈火，没有多大的改变。他对手下的学生格外严格，每遇到一个问题，都会反复追问到原点。每次查房汇报病史，不许学生们照本宣科，而是必须流利地背诵。有一次，一位进修医师汇报病史时东拉西扯，张教授立刻火冒三丈："不管你是哪一个老师教的，不管你多大年纪，不管你是多大级别，就得给我背，知道吗？这是基本功！一个典型的病历够你享用一辈子，这也是对患者负责！"一番训话之下，对方低头无言。类似的场景，深深印在了杨秀疆的记忆里。

多年以来，从老前辈那里学到的一套看病的思维逻辑，杨秀疆一直都记得。

他教育自己手下的医师说，如果仅仅凭借检查工具去判断，永远只是"匠"；而问明了病史，收集各种疾病细节信息融汇成证据链，之后进行准确的逻辑推断，这才是"师"。

"像张教授这样的前辈，会在手术前提前1周去看望患者，之后还要去查资料，结合自己的经验去思考。这样看病，不仅患者获益，医师的水平也会越来越高。这样的医师，实在是高山仰止。"

从仰望到被仰望

自1805年德国的波齐尼（Philip Bozzini）医师提出内镜的设想以来，已经过了200多年。期间，内镜本身的技术更新经历了由硬式内镜、纤维内镜到目前电子内镜的三大阶段；加上与超声、染色、放大等技术的结合，使内镜在消化系统疾病的诊治中越来越显示出其特定的优势。内镜技术曾被誉为是医学史上的一次革命，具有划时代的意义。内镜的临床应用已从单纯的诊断走向诊断与治疗相结合，近年来，国内外在内镜诊断与治疗方面发展迅速，应用广泛。

杨秀疆在1987年就开始正式学习内镜的操作，那个时候，内镜在各医院还远远没有普及，应用范围十分单一，只是辅助病理检查和做一些简单的治疗。但是这些年来，内镜技术的发展突飞猛进，无痛内镜、超声内镜纷纷出现，如今，很多地方都建立了单独的内镜中心。为了跟上内镜的发展，杨秀疆不停地钻研，向超声等领域的专业人员请教，自学了最难的超声内镜单反机。后来，他经常有机会在各种会议上给同行演示内镜的操作，他牢牢把握每次机会。

2004年，已经是消化科副主任的杨秀疆又一次受邀在一个国际会议上演示内镜操作，一个医师看完后问了他很多专业问题，他都一一作答，毫不藏私。最后对方感叹道："这些知识你都是从哪里学的？"杨秀疆回答说："很惭愧也很遗憾，这些并不是哪个老师教的，而是自己花了大量的时间探索、研究、练习出来的。"对方是内镜专家，听后特别感动，会后特意送了一套自己制作的教学光盘给杨秀疆。

从无到有，从有到精，从模仿到创造，杨秀疆在内镜诊治上付出了大量的汗水。现在，他带领的团队在超声内镜方面已经有了卓越的建树。"之前看国外的专家都是仰望的视角，但是2012年之后，是他们仰望我们了——我们做出来的东西，他们很多已经做不出来。"

2009年，杨秀疆离开了工作了26年的长征医院，2011年来到复旦大学附属肿瘤医院，建立独立的内镜中心。脱下心爱的军装，献身最钟爱的事业，他觉得并不遗憾。但过去穿过的每套军装，他都整整齐齐地叠好，放在衣柜里珍藏起来。因为即使不在军队体制里了，他觉得自己还是一名英姿飒爽的共和国军人。

划时代的超声内镜

有人说，超声与内镜的结合是世纪之交内镜领域最大的进步。杨秀疆说："结合就是创造，超声内镜的发明的确具有划时代的意义。在内镜前端加了一个超声，使它看得更深、更远、更清楚，做到别的内镜无法做到的事情，并且很多诊断无可替代，这是天才的发明。"

目前，超声内镜可以说是消化道领域最有用的镜子之一，也是肿瘤医院内镜中心的最大特色。"现在消化内镜真是一日千里，可以针对表面或表面以下，可以放大 100 倍、1 000 倍来进行病理观察，做到以前用显微镜才能做到的事情。"

肿瘤医院内镜诊疗中心占地面积仅 200 多平方米，一共只有五六位医师。但是在超声内镜领域的应用，是其强项，领先了大部分的同行。通过胃镜将超声探头带到胃、十二指肠贴近胰腺做检查，由于超声内镜的探头离胰腺距离近、探头频率高，并且避免了胃肠道气体、骨骼和脂肪的干扰，能形成高清晰度胰腺图像，甚至可探测到直径为毫米级的肿块，最有希望查出早期胰腺癌，通常情况下这是 CT、MRI、普通超声都无法做到的。2016 年，肿瘤医院内镜中心超声胃镜引导下的细针抽吸活检术做了 610 例，是全国最多的；其中阳性率达 95% 以上，也是最高。

现在的《肿瘤指南》规定："没有病理诊断很多治疗是不允许进行的"。而内镜检查是一个重要的检查手段，很多时候，可以给病理提供重要的辅检作用，并且，内镜不仅仅被用来做检查，治疗也是重要的一个功能。杨秀疆一直坚持发展内镜的治疗功能，在他的带领下，虽然内镜中心还没有病床，但是已经开展了全部内镜能够做的治疗。

"比如，胰腺癌患者往往痛不欲生，晚期患者大多靠止痛药来维持生存状态。超声内镜腹腔癌痛止痛治疗，就是超声内镜下腹腔神经丛阻断术，能够有效地解除晚期癌肿的疼痛，使大部分患者生活质量明显提高。"杨秀疆认为，这种方式比其他止痛方法都更有效，应该得到广泛的开展，让患者告别重复、大剂量使用止痛药物的日子，同时也大大减轻患者家属的精神压力。

尽管目前因为病床和无水乙醇生产少的问题，使这种疗法的应用有一定的限制，但是到 2019 年，肿瘤医院内镜中心将会拥有自己的病床，届时势必有更广阔的发展天地。

（晔问仁医 唐 晔）

王卓颖:直面"万病之王"

"2007 年,我们头颈外科全年手术 800 台。2016 年,全年手术 6 300 台,我们面对的是肿瘤发病高峰期。"

"有一本书,《癌症——万病之王》值得一读。说它是万病之王,其实是说,它的生成、治疗和术后等,比其他疾病复杂一些。这么多年,我只是把肿瘤看做一种疾病,不必妖魔化,也不会轻描淡写。"

肿瘤医院头颈外科副主任王卓颖。这是个很有气场,也很有主见的医者。在门诊,他会给足患者私密空间,把随意闯入的患者赶出门外。他说,"赶走你,是保护你。"每周 2 个半天的门诊,用秒杀来记录,每次他只预约 25 个患者,但每个都会彻头彻尾问仔细。他说:"我不要看多,而是要看好。"其他时间,他大多站在手术台前,每次都要站足 10 个小时。

他也有情绪,那是遇到不可理喻的患者,任性、无知,无视医师所做的一切努力时。但是他选择沉默,他说:"患者毕竟生了重病,在缺乏心理干预的情况下,多种失去理智的反应都是正常的。"

把患了肿瘤的孩子们治愈,是他最快乐的事。他说,他们的人生还很长,有时候,他也会从那些坚强、淡定的小患者身上获得滋养。

口述实录

给患者私密空间

唐晔:"您走出医科大学的第一站,就是肿瘤医院吗?"

王卓颖:"是的。肿瘤医院是上海最大的专科医院,在全国非常知名的。

刚进肿瘤医院时，肿瘤发病率才刚开始升高，不像现在，身边肿瘤患者越来越多。上海肿瘤医院是华东地区患者的集中区域，在此治疗的 60% 的病患都是非上海本地患者。"

唐晔："您一开始对医学感兴趣么？"

王卓颖："当初选择医学这条路，一是因为自己当时理科好，高考成绩全校第 2，二是父母希望家族能出个医师，所以走上了从医之路。一开始是不适应的，因为医学是经验科学，有很多需要死记硬背。在育才中学一直接受的教育是兴趣教学，所以死记硬背对于我来说很乏味。后来，在我接触到临床教育后，对医学越来越感兴趣。因为在临床上，能够真正接触患者。通过诊断，制订合理治疗方案，将患者治好，很有成就感。5 年下来，从中下游跃升年级前 10 毕业，免试直升研究生。"

唐晔："很多患者说您的气场很强，您的气场是哪来的？您的沟通特点是什么？"

王卓颖："我想，一方面是和年龄不相称的满头白发；另一方面，主要是因为做医师那么多年，临床经验丰富了，说话比较有底气，会自然而然让患者产生信任感。患者通常对自己的病一知半解，如果医师没有说服力，患者会对医师失去信任，胡思乱想。"

"和患者交流时，我会详细了解其发病的因果和之前治疗的情况，制订最佳治疗方案，并详细告知手术中会发生什么。门诊时，我会留给患者私密空间。患者的病情只应该由患者和医师知道，所以我会很反感插队的患者，只能留一个患者及其家属在诊室。"

唐晔："您有没有难忘的病例？"

王卓颖："有一个浙江的女患者，才 20 多岁，未婚，患有甲状腺癌，而且已经有淋巴结的转移。她连续看了我 2 次门诊，最终说服了她手术治疗，并开了住院通知，但两次通知入院都没有来。过了一段时间，又找到我希望采取保守治疗，见我坚持，又找了其他医师也还是让她住院手术。患者在手术前一天第 3 次放弃，并自动出院。

在自己缺乏医疗知识的情况下，强迫专业医师放弃自己的治理规范，想按自己想法做。和这类患者沟通是很难的，不仅对医师不信任，更害怕承认现实，特别可惜。

所以，一定要相信自己的医师。我不赞成换医师，每个医师的治疗方案肯定会有所差别，但在肿瘤科，患者的第一个医师会更加了解患者，中途让其他医师接手会影响治疗的连续性。"

从患者身上得到正能量

唐晔："说说您眼中的医患关系？"

王卓颖："其一，由于体制原因，社会福利并没那么完善，使中国好的医疗资源集中在像上海和北京这样的大城市，导致看病难。

"其二，如果在美国，所有医学院毕业出来的医师水平都差不多，乡村和大城市医师教育背景和水平都是一样的。但在中国基层医院，医师培训不够，基层医院的医师起点不高，所以很多患者都跑到大医院，导致大医院的医疗资源更加紧张。

"我认为，医师和患者的关系是求助者和帮助者的关系。在解决疾病同时还要给予患者人文关怀。肿瘤和其他病不太一样，是大病，治好后还要进行长期的随访。在3个月随访1次的时间里，长期下来，医师会和患者慢慢建立朋友一样的关系。

"现在医疗环境没之前那么好，医师不得不学会保护自己。对我个人来说比较郁闷的是，每当我非常辛苦地动完手术，得到的并不是感激而是质疑，有的患者会不停追问有没有开干净，他们的心情我能理解，但我也希望，他们对医师的付出能作出肯定。"

唐晔："您是怎么看待肿瘤的？"

王卓颖："目前，世界上致死原因最高的是脑血管意外死亡，其次是肿瘤。肿瘤的确是可怕的，有一部分肿瘤到了晚期确实是治不了的。但从专业角度来说，大部分肿瘤是可以治疗的，一部分早期肿瘤是可以治愈的，相当一部分肿瘤能和人共存，并能维持很长时间不发展。同时，这和肿瘤发现的早晚有关，治疗肿瘤的关键是要早期发现，治疗要规范，特别是甲状腺肿瘤，治疗好是不影响寿命的，所以一定要给患者信心。

"在我眼里，肿瘤只是一种病，但比其他病复杂些。肿瘤手术是要牺牲一部分人体正常功能，代价是比较大；而且肿瘤容易复发转移。

"对患者来说，这不仅是躯体上的病，还是心理上的。有些患者在术后会丧失功能，如女性乳腺被切除或外貌上出现缺失，导致家庭矛盾，丧失生活信心。这些患者最好接受心理辅导，提前介入是最好的。我们医院就有心理咨询门诊、病友联谊会，也会建立 qq 群进行交流。"

唐晔："您在工作中什么时候最开心？"

王卓颖："当有的病患在别处无法治疗，到我这里能治疗甚至治愈，我是最开心的。由于我们科是上海唯一的头颈外科，所以经常会被其他医院邀请会诊，像甲状腺癌，小孩发病率并不高，但是如果患病，病情一般都很重。我手术过年纪最小的甲状腺癌患者才 4 岁半。印象最深刻的是 10 多年前治疗的一位 8 岁的小女孩，患的是双侧甲状腺癌，辗转多家医院开过数次刀，受了很多苦，但十分坚强。最终在我们医院被治愈。现在已经从同济大学毕业，当了一名编辑。能把这样的小孩治好，是非常欣慰的，看到他们走上正常生活轨道，医师也能从患者身上得到正能量。"

我是一名合格的医师

唐晔："您对现在的生活满意吗？"

王卓颖："现在太忙了，30 岁不到时就早生华发了。我每个星期就有 2 个手术日，每个手术日要做七八台手术。还有 2 个半天的门诊，虽然限号但一次终归要看四五十个患者（许多免费咨询）。还有一天要带研究生搞研究，承担教学任务。还有很多新药要做临床试验，时间不够用。周末开会或会诊，但我尽量保证周末中至少 1 天待在家里，陪陪家人。"

唐晔："如果给您半年时间休息，您会如何如何安排？"

王卓颖："我会借这个机会去国内外最好的医院转一圈，跟当地的医师进行学术交流，扩大自己的眼界。"

唐晔："您如何评价自己？"

王卓颖："我是一名合格的医师，在专业方面有经验，会挑战难度高的医学问题，能够治愈患者。解决患者痛苦是我的职责所在。"

唐晔："您眼中好医师的标准是什么？"

王卓颖："第一，一位好医师要明白自己的能力，把专业事情做好，能够正视自己的不足。力所不能及的，不能硬来，要让别的有经验、有能力的医师去处理；第二，要相信科学，虽然医学是经验学科，但个人经验是很局限的，要吸取别人的经验，不断学习，不能一成不变；第三，踏踏实实最重要，不要让其他因素影响判断力，不能做得少吹得多；最重要的是，做事要对得起自己的良心。"

唐晔："您是如何理解生命的？"

王卓颖："生命的丰富和平庸，只是看问题的角度不同。一位农民一辈子种地，看似很平庸，但和城市里的人相比，却没有那么多竞争和压力——山好水好，空气好，他们很知足，这样的生活也同样丰富。如果你追求的东西多、压力大、求而不得，就老觉得生命很无奈。但如果你追求平淡，生命便非常完整，会比较容易知足。"

（晔问仁医　唐　晔）

蔡国响：唯心自知，歌以咏志——微创与挑战并行

"他的心学，是中华文明史上的奇葩，是值得每个人为之骄傲的财富，引领了明末的思想解放潮流，近代的康有为、孙中山都从其中受益匪浅。"谈话时，我们突然聊起王阳明，我们都对这位伟大的哲学家、军事家、文学家和思想家仰慕不已。

复旦大学大肠癌诊治中心、复旦大学附属肿瘤医院大肠外科副主任医师蔡国响是复旦大学肿瘤学博士，美国约翰霍普金斯医学院、医院博士后，从事肿瘤外科工作15年，擅长肠道肿瘤及其他腹部肿瘤的手术治疗和多学科综合治疗。

精细、冷静、理智，特别有耐力。这是他在手术台上的风格，所以，那种难度系数大的，一做六七个小时的，如腹膜转移性肿瘤这样的手术，很多患者会找上他，很多业内同行包括科室主任蔡三军也会推荐找他，"有许多是外院拿不下的，这类手术风险大、耗时长，并发症多，一般能推就推了，都建议做姑息化疗，但是，我还是想和患者一起去争取，一起搏一搏，这也许是最后的机会。"

患者说他心眼好、态度好，无比耐心，有时连护士和小医师都会觉得他对患者太好，太为患者着想，"这种恻隐之心，碰到不明理的患者家属，反而不利于患者的管理，有时反而会被护士和小医师劝说。所以，其实特别希望这样的好心能够得到每位患者和家属的理解。"

手术台上，他自称有"洁癖"，"除恶务尽，哪怕一丁点肿瘤切不干净，都会浑身不自在，闷闷不乐，心事都写在脸上。"所以，他特别注重细节，注重肿瘤的彻底清扫、无瘤操作和无菌操作，不遗余力。

在美国学习1年，他感慨不已："技术上不差什么，人文关怀就差太多了。保护患者隐私是医师的天职，每个患者都有知情权，医师只能对着患者本人表述，连家属知情都要得到患者授权。国情不同，美国尊重个体，而中国本就是个纽带社会，个人反而不那么重要。"

十万分之五十左右的发病率，除了肺癌就是大肠癌，在上海癌症中的发病率列第2位。他坦言，生活改变了习惯，膏粱厚味，不懂合理摄入和代谢，就一定在体内作祟。"筛查很要紧，可以早期发现，早期治疗。"

每天有一段时间，他最是轻松，早晨6点半，地铁里人来人往，他安安静静站着，听着音乐，读电子书，他读的是《明朝那些事儿》，列车隆隆向前，历史倒退数百年，这种时空感耐人寻味。"历史值得一读，但不是教科书上断章取义的历史，把每个人都放在特定的语境下，那些早已贴了标签的人物，都是那么新鲜和令人诧异，善与恶，道德与伪善，都是一纸之隔。"

我笑了，人生一世，百般执念，到头来，逃不出苏东坡一首讥讽似的《观潮》，"庐山烟雨浙江潮，未到千般恨不消。到得还来别无事，庐山烟雨浙江潮。"

一路成长

蔡国响是福建省泉州市晋江市人，从小到大一直是个成绩优异的孩子，高二时还获得过化学奥林匹克竞赛福建省一等奖，获得参加全国夏令营和直接保送厦门大学化学系的机会。自己擅长的未必是自己最喜欢的，他对老师说，以后不想继续做化学，仅止于此。但又不想浪费了之前的努力，于是在高考填报志愿时找了个和化学相关，录取分数线最高之一的专业——临床医学。

1996年，蔡国响以全校第一名的成绩考入上海医科大学。身在华山班的他，选择了保研到肿瘤医院腹部外科。一路轮转、成长，最终留在了肿瘤医院大肠外科。

肿瘤医院大肠外科主任蔡三军教授，那时起就是蔡国响的研究生导师。从第一次做助手到半主刀，都是老师带着蔡国响循序渐进，直到他能够独自完成1台手术。蔡三军教授已是名满天下的外科医师，中国抗癌协会大肠癌专委会全国的主任委员。谈及恩师，蔡国响倍加敬重和感恩。"蔡老师是特别有手术天赋的外科医师，手术做得特别漂亮，是蔡老师把我带入了肿瘤外科领域，我是在他的言传身教之下一点点成长起来的。特别难忘我刚刚开始主刀的时候，有一次手术开始得很晚，将近夜间11点时，患者突然出现骶前大出血，情况很危急。那时我还是经验不足，搞不定。最困难的时候，我想到了蔡老师，是蔡老师深夜从家里赶来帮助止住了血。"

20世纪末期，腹腔镜技术的诞生使传统外科治疗模式发生了深刻变革，外科医师面临着新技术的巨大挑战，使他们不得不接受微创外科的洗礼。21世纪初，腹腔镜在国内的普及率还不高，肿瘤医院一直到2009年以后，才陆续开展腹腔镜手术。

那时，大肠外科只有 1 台腹腔镜，医师只能轮流接台手术，轮到蔡国响时，往往已经是晚上七八点钟。但是因为觉得腹腔镜手术是未来的潮流，作为一名比较年轻的医师，不去学，就跟不上时代了。"况且既然遇到了合适的患者，却还是去开早已熟练无比的开放手术，岂不可惜？蔡国响说。"腹腔镜手术特别需要耐心，同事们说我有耐心，遇事冷静，手术当中好像什么事都控制得住。"

一念之间

有个 60 多岁的肠癌肠梗阻患者，非常坚强，非常尊重医师，依从性非常好。病情复杂，接受了数次手术和长时间的化疗。"他和家属都非常信任我，全力配合，直到现在还生存着。这么多年下来，他的一家和我早已成为非常好的朋友。碰到这样的患者，其实也是医师的福气。和谐的医患关系，让医师可以更积极、从容地应对挑战。"

蔡国响认为，如果患者对医师是信任和尊重的，那么不管治疗效果怎么样，都会真心感谢医师。"如果信任我们，哪怕风险大，我们也愿意努力尝试各种方法；如果不信任，那就两手一摊，没办法了，或者去找别的医师试看看。患者对医师的不信任，如果被察觉了，医师就可能变得保守，不愿意承担风险。"

实际上，有些手术做与不做，就是一念之间，可以往前走一步，也可以往后退一步，最终取决于医患之间的沟通，这里带有很多主观因素。蔡国响认为，一个手术能做不能做，不同的医师有不同的看法，同一个医师今天可能这么想，明天又可能那么想。虽然患者会觉得很不可思议，但其实现实就是这样。"一些风险很大的手术，如果不做，患者可能就没有治愈的机会了，但是在现在的医疗环境下，医师会考虑，如果现在我拼命了，到后来患者来找我拼命，那我当然不愿意做。医患之间要是相互信任，我会抛开一切非医学方面的考虑，回归专业，从医学角度考虑应该怎么做，给患者带来更多的机会。"

尽力而为

每个手术医师都有自己的手术特点。

蔡国响是个特别注重细节的人。他觉得，自己适合去做需要精细操作和耐心的手术，如腹腔镜手术，以及复杂度高、时间长的手术。"遇到一些肿瘤切不干净，可能有的医师就放弃了，切不干净也就切不干净了，留下的部分去放疗、化疗。但是当我发现自己面临肿瘤无法切除干净的境地，会非常痛苦，我会告诉自己，这可能是患者最后的一次机会，不能轻易放弃，只要有一点的机会，都要去争取。我多花一些时间，手术可能可以做得更加干净、彻底。有些腹膜肿瘤转移的患者，手术非常困难，需要无比的耐心和更多的时间。"

他还有其他一些小习惯：手术中反复冲洗腹腔，他固执地认为，这样也许可以减少患者术后的一些并发症，减少癌细胞的播散种植。"多冲洗是不是一定会有更好的效果，实际上也很难讲。但这就像一种洁癖，我忍不住会这样做。"他说他心中有一把尺，每台手术做完以后，他就拿尺衡量自己，问自己，我尽力做到最好了没有？如果哪个地方有欠缺，他就会坐卧不安。每天回家路上，他都努力回想所有的手术细节，是不是有漏掉哪个细节？还有哪些不够满意的地方？还能怎样做得更好？

但是蔡国响说，太注重细节，有时也会成为一种"缺点"，手术时间会延长。"我希望，认真耐心治疗每个患者，不会因为贫贱富贵，而对患者另眼相待。我对自己的要求是，每次手术结束，我可以对着自己的良心讲，我尽力了。"

患者会通过给蔡国响写信、送锦旗等方式，表达对他的感谢之情。"禽流感流行的时候，有个患者送来一只活鸡感谢我，我只好养在院子里，后来被居委会抓去杀掉了。"蔡国响笑着说。

（晔问仁医　唐　晔）

第四篇

无悔忠心

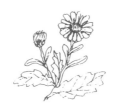

吾爱吾师：沈镇宙教授

我的老师沈镇宙教授有医者的仁，有师者的儒，有学者的海涵，更有名家的精诚之风。

我是沈教授最小的一个博士生。第一次见去拜见这位德高望重的导师时，我的内心忐忑不安。虽然早已耳闻沈教授为人谦逊，和蔼可亲，但作为学生的我依然心中充满敬畏。不料初次见面，他就郑重而亲切地称呼我为柳医师。当时的我是一个初出茅庐的医学生，带着大学校园的青涩和稚气，是别人口中随意喊出的同学或者小柳，但就在这样一位德高望重、受人尊崇的老教授眼中，我是柳医师。我得到了肯定，这是一种无法言表的受宠若惊的感觉，夸张点说就像是千里马终于遇到了伯乐，我遇到了我的毕生之师，我要拜师沈教授并决心终身热爱肿瘤外科学这份事业。

在师从沈教授之前的一段时间，我在硕士研究生毕业留下来直接参加临床工作还是继续攻读博士学位两种选择之间举棋不定，家境并不宽裕使得我的选择更显艰难。就在这时，沈教授鼓励我继续攻读博士，并在他的争取之下我成为当时肿瘤医院为数不多的在职博士生。这一决定对我人生意义重大，甚至可以说改变了我的人生。所以说沈老师不仅是我学术上的导师，同时也是我人生道路上的指引者。我敬他为师，爱他如父。从沈老师对我的培养中就可以看出他对年轻人才的关爱，愿竭尽全力去帮助他们解决困难，提供机会助其成才。

在沈教授培养的众多优秀人才中，我们现在的肿瘤外科主任邵志敏教授是当之无愧的佼佼者。沈教授培养邵志敏的事例也被传为经典佳话。沈教授刚刚接任肿瘤医院大外科主任时已年过半百，他深感国内肿瘤学，尤其是肿瘤外科方面人才青黄不接的现状，于是就亲自写信给当时在美国的邵志敏教授，希望他这个优秀的学生能回来主持肿瘤外科学大业。为此，沈教授多次到美国与邵教授诚恳交谈，表达他的想法。在邵教授回国后，沈教授又从各方面给予支持，排除了各种困难，才得以使邵教授能马上接任并成为我们新一代的学术带头人，才有了今天肿瘤医院大外科的蓬勃发展。为人师，授业传道解惑；为人师，殚精竭虑做人梯，沈教授堪称师者典范。

沈教授教学有方，有自己的一套培养方式，经他培养的学术带头人数不胜数。他对学生要求严格，但这并不表现在语言的严厉上，他性格温和，很少跟学生发脾气，也不会直接批评，更多的是靠身体力行，以自己的行动潜移默化影响学生。我记得曾有一个同学，对待工作不认真，查房迟到，也没有给床位患者及时换药，于是这位老教授就亲自给患者换药，做一个普通住院医师的工作。可想而知，等那个学生到了医院，发现沈教授已经给患者换好药了，内心愧疚不已。从此以后，他就再也没有迟到过或者不认真对待工作。

沈教授是尊师重教的代表，在他的带领下，我们科室这种氛围分外浓郁。沈教授的导师是上海市肿瘤医院肿瘤外科创始人，也是中国肿瘤外科学奠基人李月云教授。他对自己的老师非常敬重，总是把李教授放在嘴边，常说我的老师李月云教授当年是如何指导我的，也常教育后辈要尊敬老师。所以在乳腺外科年轻医师、学生尊敬老师长辈，凡带过自己的医师都是老师，科里师生关系融洽，院内皆闻。

沈教授心怀仁慈，有大医风范，在他眼中，患者的利益永远占据首位。在为患者制订任何一个手术或治疗方案时，他都会从患者角度出发，尽其所能不仅把疾病医好，还要顾及患者的家庭经济条件、情感变化、患者自身接受能力等诸多方面。乳腺对女性来说不仅是一个器官，还是形体美的象征，所以说乳腺癌其实是一种特殊疾病。对每个不幸罹患乳腺癌的女性来说，这是双重打击，不仅仅是生理上的疾病侵袭，心理上也要忍受摘除乳房带来的缺失感和自卑感。沈教授非常了解患者的心理需求，2003年组织成立了上海市第一个乳腺癌患者康复俱乐部"妍康沙龙"，组织患者交流康复经验，提高战胜病魔的信心。

沈教授医术精湛，对待患者耐心谦和，广受赞誉。我想有一件小事可以反映出沈教授在患者心目中的地位。沈教授有 1 位老患者，在 50 多岁时因乳腺癌住院，沈教授给她做了手术，术后恢复得很好。80 多岁时这位患者因为对侧乳腺的良性肿瘤到门诊就诊。我接诊了这位患者并准备给她做一个小手术。当时正好沈教授也在门诊，这位高龄的患者在听说当年为她做手术的沈教授也在时，坚决要求见一下沈教授。高龄加上肥胖使这位患者行动困难，眼睛视力下降到甚至不能看清眼前的物体。在我给她指示了沈教授所在的方向后，她不顾麻醉后无力、肥胖的身体，执意坐起来，向着沈教授所在的方向连鞠了 3 个躬，以表达自己对沈教授的感谢。

在跟随沈教授学习的几年中，我亲历了他对待患者的和蔼与诚恳，看到了他治疗患者的认真和严谨，见证了一个个妙手回春的瞬间，也感受到了为什么那么多的患者提起这位老教授都赞不绝口。现在我的临床工作中，在面对患者时，我会不由自主地像沈教授那样待人接物，那样严谨思考问题，那样思患者之苦，忧患者之忧，这样的医者精神是我医学事业上的宝贵财富。

作为一位声名远扬，颇具影响力的学者，沈教授在学术上的造诣也让人敬重。沈教授对中国乳腺癌事业的研究发展作出了巨大的贡献。他成名于五六十年代，进行了 1 000 多例乳腺癌扩大根治术。在那个科研水平低下、消息闭塞的年代，能完成这么多例手术并站在全国乃至全世界的讲台上发言，是一件多么困难也是一件多么让人敬佩的事情。沈教授做到了，他的手术在当时代表了上海乳腺癌治疗的水平，甚至代表了中国在乳腺癌治疗方面的成就。沈教授是一位思想开放、与时俱进的学者，在学术上他尊重科学，善于接受新理念新方法，随着接触国外先进技术的增多，沈教授逐渐认识到乳腺癌的治疗应该向综合治疗的方向发展，再扩大手术范围并没有提高治疗的效果。面对这些全新的理念，沈教授并没有固执己见，坚持他当年发表的乳腺癌扩大根治术的观点，而是带领他的学生也就是邵志敏教授开创了中国乳腺癌保乳术研究的先河，为早期乳腺癌患者带来福音。自 1995 年起，在沈教授的带领下，中国乳腺癌治疗已与国际接轨，先进方法与理念使乳腺癌研究事业如沐春风，这一切都与沈教授的努力息息相关。

作为国内一流学者，沈教授也有异于常人的远见卓识，善于发掘科研素材和科研价值。在80年代，他就发现国外大量临床研究是通过长期随访患者得出患者生存资料来判断一种治疗方法疗效，而所有的烦琐数据分析都有赖于电脑。受此启发，他购买了当时世界上较为先进的一台计算机——苹果电脑。苹果电脑即使现在也是价格不菲，在当时更是昂贵，沈教授用他获得的学术奖金为肿瘤医院乳腺外科购买了这台苹果电脑，还聘请了1位专门的数据专家将科里所有乳腺癌患者的资料整理输入电脑，建成了我们第1个数据库。那时的病历还是手写，计算机技术也不发达，电脑界面也还都是英文的。输入时我们将患者的信息用计算机语言1、2来表示，比如1代表左边，2代表右边，年龄1代表>50岁，2代表<50岁等，还配备了专门的翻译本，用这种最原始简单的方法进行数据统计。在当时，他的科研方法独辟蹊径，在全国尚属少例。经过这么多年的发展，几代人的不断完善与记录，现在的数据库资料信息已具规模，但80年代初留下的数据库依然在发挥作用，为我们现在的临床研究提供对比，成为治疗依据。

很多人都会疑惑，像沈教授这样一位医术精湛、学术闻名的学者为什么没有成为院士？我不敢妄加评论，只能说这可能与沈教授的经历和性格有关。沈教授可以说是大器晚成，他经历过"文革"的"洗礼"，期间被下放到农村改造。就在别人大张旗鼓闹革命时，他没有荒废时间而是躲在农村破旧的小屋里偷偷学习英语。这是个大胆的举动，因为当时学习英语是不被允许的，也许也有凿壁借光的艰苦，但沈教授的求知和冒险精神使他自学成才。如果不是当年艰苦的环境下依然没有放弃学习，就没有日后他与外国频繁的交流，不断引入先进理念及技术，就没有肿瘤医院乳腺外科的今天。他有磨难却没有蹉跎岁月，他最好的年华在最艰苦的环境下，依然闪耀出求知的光芒，他当年的奋斗成就了如今的一位大家。

沈教授性格平和，淡泊名利。他德高望重，能力过人，院里曾多次希望他能担任院长一职，但都被他婉言谢绝，他一心扑在临床教学和学术研究上，希望在卸任之前发挥最大的光和热。几十年的从医经历让他有"东方神手"的美称，声名遍及整个上海滩。经他体检的患者，确诊率堪比仪器。沈教授常说，"非淡泊无以明志，非宁静无以致远"。如今年过古稀，在他心里，唯有学术上的精益求精和后辈人才培养才是他当下之责。就是这样一位医者、学者、师者，这样一位大家，我敢说，以他的学术影响力，以他在业内的名气，丝毫不逊色于院士，因为名利从来都不是衡量一个人成就的标准。

吾师沈镇宙，为人谦逊、治学严谨，医者仁心，师者典范。仰之弥高，钻之弥坚。师从沈教授，吾生之幸！

（乳腺外科　柳光宇）

其身正，不令则行:倪泉兴教授

敬爱的倪泉兴老师：

我很少在您的称呼前加上"敬爱的""尊敬的"等比较"酸"的定语，因为在我的心目中，您一直就是"敬爱的""令人尊敬的"，对于我们这个情感表达比较含蓄的民族来说，如果这些定语常常挂在嘴边，反而显得疏远，甚至有些矫情。平日里，我们朝夕相处，我和您在一起的时间，甚至已经远远超出与家人在一起的时间。对您的情感，也早已不仅仅是"业师"2字可以涵盖的了。然而今天，我愿意在您的称呼前加上这样的一个定语，甚至在"医见如故"朗读会上公开向您致敬，是因为我希望您能感受到我们对您深深的敬意与爱戴，表达我们平日里难以直言的崇敬！

在我小时候，我的母亲曾2次被怀疑罹患肿瘤，所幸遇到了临床经验丰富的医师，只是几个简单的检查就排除了恶性肿瘤的可能性。从此以后我就对医师充满敬佩，觉得好的医师本事实在太大了，能够挽救一个家庭！后来，我有幸考取了上海医科大学临床医学7年制专业，在直升外科学系研究生后更幸运地师从于您。

还记得刚刚认识您的时候，您给我留下的最深的印象是一名技术高超的外科医师，当然还有您浓重的"本地话"口音。后来，在经历了无数次"扭转乾坤"的诊断和"起死回生"的手术，我才慢慢地去探求您被称作"神医"背后的原因，尝试更深刻地理解您，我慢慢地发现，在令人叹为观止的高超技艺背后，是您不断探索医学进步的恒心与以患者为本的医者仁心。

您曾跟我说起您那一代外科医师的成长经历，从乡村诊所到都市三甲医院，从大外科医师到肿瘤专科医师，时代的变迁和学科的发展改变了我国的诊疗体系，但不改的是您为患者祛除病魔的初心。子曰："其身正，不令则行。其身不正，虽令不从。"外科医师很辛苦，尤其是胰腺癌手术，每台都难度不小，但是在手术台上的您一直都是全神贯注、精力充沛的，您要求我们"躺得睡，叫得醒，吃得饱，不怕苦"，还要"心灵手巧，沉着镇定"。还记得有天晚上，急诊手术台上有位患者出血不止，您来到手术室后不急不躁，在肝门周围轻描淡写似地缝合了2针就止血了。至今，手术室里的同事仍传颂着您的"神话"，但我知道这简单的缝合背后，是您几十年临床经验的积累和坚持，是手术台下一次次反复的模拟操作和演练。

如今，我成了复旦大学附属肿瘤医院胰腺外科的主任、复旦大学胰腺肿瘤研究所的所长，去年我还有幸成为国家杰出青年科学基金获得者。当我作为一名博士生导师，指导自己的学生和团队时，我更感念您当初"手把手"教学的恩情，更加体会到您毫无保留的悉心传授。也正因为这样，我更愿意将胰腺肿瘤的医教研"薪火相传"下去，我希望在您指导下，通过我们的努力，把胰腺肿瘤的科学研究和临床实践进一步推进，在世界舞台上留下我们中国肿瘤医师的足迹。

请允许我再次表达对您的敬意，您不仅是我学业上的导师，更是我人生道路上的导师！我们要永远和您在一起！

（胰腺外科　虞先濬）

医乃仁术　医路相传

作为国内历史最悠久的放疗科，我们前辈披荆斩棘，为科室的学术规范、临床制度、科学研究都打下了深厚的基础。尤其值得庆幸的是，老一辈放疗届的泰斗刘泰福教授、赵森教授、何少琴教授和张有望教授，仍然身体健康，仍然十分关心放疗事业的发展，关心晚辈的进步。

记得刘泰福教授曾经说过："他在 20 年前就一直苦苦思索如何能改善"鼻咽癌"——这个国人高发的癌症的预后。没想到放疗学经过 20 多年的进展，鼻咽癌患者的 5 年生存率从 50% 提高到 80% 以上，他感到十分欣慰。经过放射治疗后长期存活的患者越来越多，所以对于生活质量的研究也是越来越重要。"他嘱咐我们要在注重疗效的同时，注意保护患者的正常组织和改善生活质量。

何少琴教授曾有一段时间抱恙在家，然而即使如此，她仍然十分关心晚辈的学习。我们科室的文献学习小组活动最早是由何教授在 20 余年前建立的，时至今日，她仍然会审阅每周住院医师的学习内容，提出改进的建议和措施。

张有望教授从事鼻咽癌的诊治工作 50 余载，至今尽管已过 80 高龄，仍然活跃在临床第一线。每周他都会来参加科室的病例讨论，分享他的见解和心得。甚为难得的是，他仍然坚持在临床上亲自进行超声引导下的咽后淋巴结活检，并积极带教年轻医师进行鼻咽活检和超声引导下穿刺，他常说："尽管有了核磁共振和电子鼻咽镜等先进的技术，但是，作为一名临床医师，亲自对患者进行体格检查，获得第一手的经验，是十分重要的。"近几年来，他还亲手整理了间接鼻咽镜活检和超声引导下咽后淋巴结活检的经验，发表在《中华放射肿瘤学杂志》上。我常常感叹，我们时常抱怨临床工作忙碌，没有时间进行经验的总结，而我们的老前辈，总是如此不辞辛劳，不吝分享，力求为我们再多总结一些，多传承一些。

规范

　　放射治疗，顾名思义，就是以放射线来最大限度地杀灭肿瘤，同时最大限度地保护正常组织。然而，放射线是没有"眼睛"的，如何能做到全面一点，关键是要临床医师、物理师和技术员的认真细致、通力协作。

　　在临床方面，我们每个治疗小组每周都会组织 1~2 次的读片会，对于每个病例，都经过各位专家研究影像学资料，并讨论治疗方案。然而，病情的变化往往来得比预计的快，这就要求临床医师时刻注意关注患者的情况，及时调整计划。我们曾有 1 名脑胶质瘤的患者，他的肿瘤不偏不倚，就长在呼吸生命中枢——脑干的旁边，并且对脑干造成了推移；也就是说，对肿瘤的杀灭同时也可能对脑干带来损伤。为了帮助他，我们治疗小组多次讨论他的病情，并制订了放疗期间细致的随访计划。对于普通患者，我们一般在放疗结束之时才复查核磁共振，而对于他而言，我们密切观察他有无神经系统的症状，并且在放疗进行 1/3 时就复查了核磁共振，果不其然，患者的肿瘤有所缩小，对脑干的推移也明显减轻了。幸而我们及时地调整了计划，避免了脑干落在肿瘤的照射野范围内，也使这名患者的肿瘤得到明显的退缩。患者治疗过程十分顺利，目前也已康复出院。

责任

　　在放射物理方面，我们的物理师也是不辞辛劳，每日清晨就来给放疗机器做晨间检查，每个周末就给机器做质量验证，确保对患者的治疗，能做到"计划、精准"。对于疑难的病例，治疗计划常常是改了又改，有时候为了对正常组织再保护多一些，有时因为肿瘤退缩而需及时地调整计划，只要对患者能带来多 1 分的好处，他们宁可再多加 1 个小时的班，也是无怨无悔。

　　肿瘤医院每年放射治疗患者 8 000 余人，我们的放疗机器常常加班到清晨三四点，而我们最可爱的人——我们的技术员，为了及时地使患者得到治疗，也是3班颠倒，非常辛苦。然而，哪怕是凌晨3~4点进行的治疗，我们的技术员对患者的摆位和治疗仍然是一丝不苟，对患者的解释工作仍然是不厌其烦。正是由于每位临床医师、每位物理师、每位技术员对患者的认真负责，我们中心的治疗水平才与国际接轨，特别在鼻咽癌、乳腺癌、结直肠癌方面，5年的生存率都达到了国际上顶级医疗中心的水平，更是成为上海市放疗质控中心和经过美国放射肿瘤协作组（RTOG）认证的国内第1家肿瘤医院。

温度

医乃仁术，作为一名医师，不仅要有良好的医术，更是要有一颗体恤患者、关怀患者的心。

胡超苏教授，作为全国抗癌协会鼻咽癌专业委员会的主任委员，临床和科研工作都十分繁忙。然而，即使如此，只要他在门诊上碰到新发的鼻咽癌患者，哪怕当日门诊量是80余人，他为了给患者及早诊断及早治疗，仍然不辞辛劳，在门诊后就亲自给患者做了鼻咽活检。鼻咽活检，有时候顺利的只要5分钟;而不顺利的时候，往往要反复多次进行，由于患者可能不够配合，可能要20分钟之久。看着胡教授疲惫的双眼和额镜上亮晶晶的汗珠，我感觉由衷地佩服，由衷地温暖。

何霞云教授，也是有名的鼻咽癌治疗专家。她常教导我们，对待患者，就要像对待亲人般细致和负责。每例患者的治疗方案，她都要反复的考量，确保细节上尽善尽美，制订出疗效最好而毒副反应最少的方案。即使临床工作十分繁忙，每天临下班前，她总是到病房里病情较重的患者床前，细细察看确保没有问题后，方才放心地离开。她总是提到，她的同学是一名有名的儿科大夫，总是在下班前后这个容易出纰漏的时候，再巡一次房，每每这时，总是及时地发现几个病情不妙的患儿，及时把孩子们的健康挽救回来。

医学贵乎传承，前辈的以身作则、薪火相传，常常让我们感到触动，也感到自己做得还远远不够。感谢肿瘤医院放疗科这个优秀的团队，让我在刚刚踏入医学门槛时就有这么高的标杆，这么好的平台，好让我在这个充满挑战、充满坎坷的医路上，学会如何立身处事，一路前行。

（放射治疗科　区晓敏）

给孙曾一教授的一封信

尊敬的孙老师：

您好！一踏进复旦大学附属肿瘤医院的大门，我就听年长的医师谈起您，经常会说起您的临床经验和创新思路，以及传奇色彩的轶事。您曾为周恩来总理治病。您把周总理当时赠您的"谦虚谨慎，客观冷静"8个字，作为自己的座右铭，让您的行医道路闪烁更绚丽的光彩。此外，您还曾为陈毅、许世友等多位党和国家领导人及国外的一些重要友人看过病，曾长期担任中央保健委员会专家组成员。

几年以后，我对您有了进一步了解：您是中国肿瘤内科和化疗学奠基人之一，是中国抗癌协会肿瘤临床化疗专业委员会首任主任委员，是一位在我国医学界德高望重的长者。去年春天，有关部门准备出版《大道同行——中国抗癌协会 30 年》纪念册，感谢领导给了我登门拜访、当面向您请教的机会，撰写有关您先进事迹文章，我既激动又兴奋。

推开您家的房门，春日的阳光穿过客厅的窗户，和煦而温暖的光线洒在典雅的家具上，洒在您编写的《实用内科学》《恶性淋巴瘤》等多本权威书籍和期刊上。在金黄色的阳光下，您看起来充满活力。

"薛医师，我也是无锡人，欢迎你。"您的开场白，让我倍感亲切。转身，您就去拿茶叶，我还没来得及反应过来，一杯热茶已放到我的跟前。此时此刻，我受宠若惊。您既有儒雅睿智的学者气度，又像邻家老爷爷一样平易近人、和蔼可亲。

孙老师，您95岁高龄，还是这么精神焕发、思维活跃，反应力和记忆力极棒。我们在客厅里梳理有关材料，很多是半个多世纪前的宝贵资料，您的事迹和成果，使我震撼和激动。

利用交谈的空隙，您还鼓励我这后来的年轻人要既注重临床，也注重科研，这两者并不冲突，一定要重视相互的结合。要在临床实践中发现问题，在基础研究中分析问题，提出解决问题的思路，再回到临床中验证解决问题的答案。您还说："作为一名医师要及时从临床上碰到的一些现象出发，多看书，多动脑筋，实现从感性认识到理性认识的升华，要善于总结医疗上的经验，要敢于提出建设性的意见。"

早在1977年，您就建立了我国第一个抗癌药物临床药理室；您还积极开展药物的临床研究，使我院每年的药物临床研究几乎囊括了当时所有在中国上市的抗肿瘤新药的国际或国内多中心研究……您积极进取、求新探索的榜样作用，激发了我们年轻医师既搞好临床，也搞好科研的热情。

孙老师，通过您的指点，我还懂得了怎样去对待人生道路上的风雨。刚到复旦大学附属肿瘤医院工作的时候，我精神昂扬、热情地对待我的患者。为给他们送去希望和温暖，我每天白天勤恳工作，很晚下班，晚上还要查阅相关文献，全身心地投入到"救死扶伤"中。但常常在极大地付出后，频频遭遇挫折，一次次感受了人类在自然规律面前的疲软、乏力。再加上行业内激烈的竞争，医、教、研多方面的高要求，慢慢消耗了我的热情。有一阵子，我变得沉默了。坦率地说，我还是感到累，心里的累多于体力上的劳累。

对于如何继续保持正能量，做好自己喜爱的工作。您的一番话很大程度上缓解了我的焦虑。

我们感恩患者，他们将自己的生命托付给我们，我们应竭尽全力去救助他们。另一方面，医学不是万能的，在治疗过程中，需要患者的理解和配合，也需要我们以平和、冷静的心态来对待生老病死的自然规律，用温暖的心绪去抚慰患者的不安。通过您的指点，在以后的日常诊疗时，我能够平衡地以理性指导个人的感性，帮助到患者了。

对于行业内竞争带来的压力，您提倡良性竞争，您的话也使我对此有了更深刻的认识。竞争给人带来压力的同时，也带来动力，能最大限度地激发人的潜力，对人的发展和社会的进步有促进作用。如果放弃竞争，就等于放弃自己前进的动力。我们来到这个世界不仅是为了拼搏奋斗，为了工资职称；除此之外，还有一些宝贵的东西在等着我们，可能它们就在我们身旁，却常被我们忽视了，那就是合作和友情。我很幸运，进入复旦大学附属肿瘤医院以后，得到了不断进步。这与我们医院、科室众多优秀同事的相互鼓励、相互赶超、共同进步有很大关系。知道了这些，我们更珍惜自己的团队和所在平台了。

孙老师，谢谢您还在生活方面关心我。您嘱咐我要注意家庭的和睦，并注意锻炼身体。这两个方面，您也是我的榜样。犹记得，那天您还把您的爱人特意引荐给我："这位是吴主任，从事妇产科专业，当年是我的同班同学。"说这句话时，您洋溢幸福，非常自豪。可以想象，您和您的老伴，是同学，也是同行，有共同话题和相互认同的价值观，60多年来相濡以沫、携手共进。

孙老师，您嘱咐我要注意体育锻炼。体育锻炼具有艰苦、疲劳、激烈、紧张、对抗及竞争性强的特点。因此，通过体育运动，有助于培养吃苦耐劳、坚持不懈的精神。一向不喜欢多运动的我，也开始找了2项适合我的项目逐步坚持起来，培养吃苦耐劳、坚持不懈的精神，以便更好地为患者服务。

那天向您请教的2个多小时过得真快。为了不影响你休息，我只能依依不舍地结束了。还有很多当时没来得及说的话，就在在这封信里做些补充吧。

明天早上，我又将穿上白大褂。它给了我力量和勇气，也时刻提醒我，这是我的工作，是我的职责，是我选择的路。我将牢记您给我的嘱托，继续保持工作之初的那份热情，并将更加敬业，更加仔细、谨慎，更加投入。

孙老师，您是年轻医师学习的楷模。您的嘱咐，我记住了。您勇于开拓、朴素的人生气度，我将用整个一生来学习并实践，我也要成为受到患者喜爱，受到同行尊重，又有个性特色的新时代医师。

敬祝孙老师

身康体健，万事如意！

您的晚辈及受到您教诲的学生：薛恺

（肿瘤内科　薛　恺）

记张有望教授的二三事

人的一生会遇见许多人，大多在某个阶段陪你走一段路，更多的则是匆匆过客，成长的路上如若能遇上一两位对你人生有启迪的良师益友，可能将影响你的一生。很有幸，在我初进肿瘤医院的那年就遇上这样一位亦师亦友的贵人，对我今后的生活和工作启发良多。

初见张有望教授那年，我才刚从大学毕业，那时他已是我院荣誉教授。那是个周四的午后，一位白发苍苍的老医师站在办公室门口，轻敲木门，约摸有70多岁了，虽一头白发，但一身干净笔挺的白大褂却显得尤为利落精神。还没等我开口，老医师先问道："你好，我是放疗科张有望医师，请问小周医师在吗？"我愣了下连忙回道："你好，张医师。他今天下午有事，不在医院。你有什么事和我说吧，我明天和他说。"张医师缓缓坐下，摆摆手"没事没事，门诊看完了，闲着没事找他聊聊天。"我笑笑，"真不巧啊。"张医师亲切地看着我，"以前没见过你，是新来的？"我赶忙说，"嗯，对，我是新来的，我姓刘，你就叫我小刘吧。"又是那亲切的微笑，"你好，刘医师。""别、别、别、别这么叫我，我不是临床的，叫我小刘就好了。"张医师略带"小老头固执"却又一点没架子的说道："哎，穿着白大褂就是医师，你姓刘，我叫你声刘医师一点不为过。"几番你推我让，我也就默认这一"头衔"。如师长如邻家爷爷的闲聊后，张教授走出办公室，笑道："刘医师，下次再来找你"。

这样的聊家常一直持续至今，包括之后张教授不再看门诊，依旧会时常来看看我们这些年轻人，还会俏皮可爱的问声："刘医师，问你讨瓶水喝行吗？"但事必亲力亲为。张教授以前带的学生，如胡超苏、应红梅等早已是独当一面的大教授，但见了张教授依旧尊敬的称呼"张老师"，而这位张老师却对我这样一位小小的科员却没有一点架子。几年接触下来，他从来不给我们讲大道理，相反却时常和我们聊聊以前那些诊间趣事，时不时还会来句"以前有个病例，他们都不行，患者来找我，我就是能准确找到活检点"，活脱像个小孩自豪地向小伙伴展示他的新玩具。

　　一年前的一天下午，张教授依旧来我这"做客"，但这次却又带来个和他差不多年纪的老人，和张教授一般精神，原以为是他的老同学或者退休的老教授，未曾想张教授一开口我便一惊："刘医师，这位是我30年前的患者，这次他老爱人查出来胰腺占位，想请我帮忙，能麻烦帮我查查倪泉兴教授的手机号吗？我得卖个老脸啦。""他只是你的普通患者？""对啊"，说着便一把搭在那位老先生的肩上，就像兄弟般继续说道："九几年的时候，我刚接触老李，他的病例很特殊、很复杂。治疗完后，我突然想到这么有意义的病案我应该多做研究、多做随访，之后几年我亲自做跟踪随访，慢慢地我们就成了老朋友。我也就鼻咽癌放疗技术陆续发表了好几篇文章。其实啊，患者和医师完全可以平等的成为朋友，我在医院治好了他，他在学术上帮助了我。现在老朋友找我帮忙，我当然要出把力啊。"午后的阳光洒在这两位耄耋老人的脸上，满脸的皱纹挤出了我见过最美的笑容，此刻我才明白，一位老教授是怎样用自己的身体力行完美地诠释医者仁心。

　　关于张教授的种种可能只字片语说不尽写不尽，但是却教会我做人最基本的道理——平等待人，将你的患者当成你的朋友，将你的同事当成你的朋友，将你的晚辈也当成你的朋友。现如今医患矛盾日益紧张，但是我们却发现一个有趣的现象，往前推30、20甚至10年前，医患之间仍是其乐融融，张教授只是那个时代的一个缩影，相信有千千万万这样的仁医活跃在那个年代。时代的变迁似乎慢慢消磨人与人之间的信任，但我坚信，能将老一辈仁医的精神不断传承下去，医疗环境一定会越来越有爱，我们一代代的小医师也终将不断变成我们这个时代的仁医大家。

（门诊办公室　刘　斌）

我所认识的"腹水大队长"们

亲爱的女儿：

妈妈从小的理想是当一名老师，虽然后来遵从外祖母的意愿成为一名医师，但慢慢发现其实"老师"和"医师"有许多相近的地方。前者是"育人"，后者是"救人"。而在妈妈成长的道路中，特别是进入复旦大学附属肿瘤医院后，有幸遇到了许多为人师表的优秀医师。今夜，你即将告别多年来给予你学业指导的各位老师，做出人生中最重大的选择，填报大学志愿，妈妈不愿强加你任何的决定，只想跟你聊聊医者妈妈成长道路上的几位恩师。

妈妈的硕士生研究课题是有关卵巢癌合并腹水的治疗。患者一般都挺着大肚子，症状很严重，需要及时处理。每个疗程都要花上 3~4 个小时，抽腹水然后打药。有时不顺利时还需要反复穿刺。一般每位患者需要 3~4 个疗程。这是非常辛苦的课题，特别是对于刚踏上临床工作的医师。妈妈的导师范建玄教授非常耐心、仔细地教导我们。那几年，我们上百次地穿梭于病房与急诊室之间，因此有了"腹水大队长"的美名。"临床研究就是从患者的疾苦出发，临床的工作就是点点滴滴的积累，来不得半点偷懒和捷径"，这可能是比硕士毕业论文更重要的收获。范老师和你外祖父的年纪差不多大，工作之余更像一位慈父。退休以后，还经常给妈妈打电话，不仅关心医院、科室的近况，嘘寒问暖、更关心我的生活。

如果说范教授将我领进妇科肿瘤大门的话，那么李子庭教授则是我的手术启蒙老师。都说师傅教徒弟会留下一手，但是李老师则是毫无保留的把自己的经验和体会手把手地教给我们。小到打结、剪线，甚至于如何拿手术钳，他都亲自示范，一遍不行，再来一遍。李老师一直大力支持科研发展，拿出自己的经费为科室购置低温冰箱，为科室的科研奠定了坚实的物质基础。李老师还经常鼓励年轻医师走出医院、走出上海、走出国门……李老师小组犹如妇科肿瘤手术的"黄埔军校"，我们科室绝大多数的医师都在"黄埔军校"磨炼过；国内许多妇科肿瘤的"当家花旦"（主任们）都得到过李老师的悉心指点。正是如此，李老师的毫无保留和简单易学的手术操作赢得了大家的尊敬；正是如此，他带领我们整个科室在手术水平和学术水平都登上了一个新的台阶。

妇科吴小华主任充满热情、和蔼可亲、有求必应，这是每位患者对吴老师的评价。然而，雷厉风行的工作作风和不断勇于挑战自我、敢于攀登高峰的工作精神，则是他给我最大的教诲。被多次拒绝的患者，他敢于收治；越难的手术，他越敢于挑战。"如果我们再不收，他们怎么办？"多么朴素的语言，但这才是做医师的职责呀！这些年来，从墙报发表、大会发言、主旨发言、大会主持；从发表SCI收录文章、专利申请，一直到国际上最权威《NCCN指南》收录了我们的研究成果。吴主任带领我们科室走出国门，一步步登上国际舞台，功不可没。

我们科室有2位"国宝"，一位是全国妇科肿瘤手术权威张志毅教授，另一位是我国妇科肿瘤放化疗的奠基人之一、我的博士生导师蔡树模教授。许多患者会不远千里，甚至从海外慕名而来，再疑难的病例，在他们手里都会得到最好、最合适的治疗。虽然他们已经到了古稀之年，但他们放弃了安逸的生活，仍然活跃在临床第一线。这是因为他们对工作了半个多世纪的科室和医院的热爱；这是因为他们对妇科肿瘤事业的满腔热情；更是因为无数双充满求助的患者眼睛……给我印象最深的不仅仅是3年自然灾害时蔡老师拿出自家的糖票送给绒癌患者，鼓励她们坚持化疗；也不仅仅是凌晨病房里的一个电话，张老师拔腿过来，和我一起急诊手术；而是他们多年如一日地忘我工作境界，大量阅读文献，了解国内外最新动态，不断进取和超越自我的精神。正是这种认真执著的精神，正是这种言传身教，使我们耳濡目染、受益匪浅，将上医的传统和精神一代一代地传承下去。

现在我自己也是一名硕士生导师，也有自己的学生。我会把这些优良传统好好地传承下去，一步一个脚印，踏踏实实地做一名合格的医师，做一名称职的老师。因为，这都是我从小的理想；因为，我有许多好的榜样。

（妇瘤科　黄　啸）

患者心灵的呵护师:洪小南教授

　　13点15分，我犹豫再三后，还是轻轻敲了敲3号办公室的门后推开了它。冬日的阳光透过窗玻璃洒在她的身上，整个身体的轮廓泛着金色的光芒。和往常一样，上午门诊结束才不久，中饭没能吃完，但很快她又要开始下午的门诊了，那里很多患者已在翘首以盼，我内心不禁一紧。但此刻病房正有位需要及时治疗的患者，某些细节方面我一时举棋不定，得向她请示。看到我进来，她立刻心领神会，放下了手中的饭盒，还示意我不要不好意思，面带慈祥地询问我有何事，然而少许的疲惫还挂在她的面庞。简洁、清晰的几句话瞬间让我豁然开朗。

　　她是谁？她就是复旦大学附属肿瘤医院淋巴瘤多学科综合治疗组的首席专家洪小南教授。她的大家风范和高超医术，让许多的业界人士为此折服，其他医院的专家一听说我跟着洪教授看病，都会投来羡慕的眼光。就是这样一个全国知名的教授，在患者面前却永远都是那么贴心，不是亲人而如同亲人，展示出了优良的医德医风。

　　洪教授平常之处就展现大家风范，特别注重自身修养。日常生活中她注重仪表，装扮干净利落，沉稳大方。不管患者什么身份，她都一视同仁。亲切的话语使患者减少心理上的顾虑，温馨的神态让患者减轻了精神上的烦恼，这些都对患者的治疗和康复起到了医疗技术和药物所起不到的作用。

　　洪教授的自身修养还体现在她对患者的尊重、体谅和细致入微的人文关怀上。她总是说："患者不管贫穷富有、地位高低，得了多重的病，他们都有尊严，我们要从各个方面体现出对他们的尊重和关心。"这样一位专业过硬的教授，也是一位博览群书的人，熟知许多历史名人事迹，也深知人生跌宕变幻的哲理。记得她曾经治疗过一位即将参加高考的霍奇金淋巴瘤大男孩，疾病像一道利剑正好挡在了他本该美好无忧的学途上，使他一度消沉并抗拒当时的治疗。洪教授了解事情的原委后，就常常用一些名人"历经风雨，才见彩虹"的事迹在日常查房、谈话中有意鼓励他，并讲述亲手治疗的众多成功案例。大男孩果然心情好转起来，最终很好地配合了整个治疗过程，疾病获得完全治愈，也进入了理想大学，毕业后还赴美继续深造。

良好的医德医风常需要医者的奉献精神。

洪教授把患者当做亲人，经常进行换位思考，把患者的利益放在第一位，想患者所想，急患者所急，悉心付出自己的时间和精力。有一次洪教授感冒发热，加上长期辛劳工作，嗓音变得嘶哑。大家都了解洪教授平时的工作强度，每个人都劝她及时休息，暂停一下门诊工作。但洪教授秉着理解患者焦急而沉重的心情，不愿辜负挂号的患者，硬是拖着病体，在年轻医师的帮助下坚持看完了所有患者。这种以患者的利益为重、甘于奉献的事例太多太多，日积月累，她在患者中赢得了良好的声誉。

良好的医德医风，更需要以诚相待的医患沟通和合适的交流方法。

洪教授诊病认真负责，她"粉丝众多"，很多患者慕名从全国各地赶来。她从不因为患者多就有半点马虎。对每个患者，她都耐心地听他们述说病情，仔细查阅各种病历资料，认真进行体格检查，专注重点而又不遗漏细节。

洪教授始终能保持真诚的沟通态度，这是获得良好医患关系的基础。心诚则灵。因为怀有真诚的态度，患者才愿意推心置腹地与她沟通，听从她的治疗。她善于倾听患者的陈述，从不随意打断患者的叙述过程。在不同的患者面前，她就是一位邻家奶奶、一位让人感到温暖的母亲、一个可以信赖的大姐，所以，患者都愿意把自己的生命托付给她，诚心悦服请她诊治，请她用一颗炽热的仁心来挽救自己的生命。

洪教授讲究方式与技巧，沟通上善解人意，尊重患者的隐私，用自己个性化的方式与患者进行谈话沟通，充满了生活艺术的风采。在交谈过程中，她把过于专业生硬的医学术语转换成生动、通俗易懂的语言来表述疾病治疗中出现的问题，进行高效的沟通。例如，她把淋巴系统比喻为人体内的安全卫士;利妥昔单抗靶向治疗比喻为生物导弹;化疗为地毯式轰炸。洪教授把这些形象生动的比喻为每批患者不厌其烦地讲解着。所以，很多患者觉得洪教授是医师，又像他们的亲人，都非常配合她的治疗。

在注重自身修养、甘于奉献、善于沟通的前提下，良好的医德医风还需要有过硬的业务水平来保障。

洪教授对业务精益求精，孜孜以求。很多年来，她常常没有节假日，总是全身心地沉浸在对医学的探索和钻研中。科研秘书孙慧说:"我下班回家时，经常看见洪教授还带着老花镜在办公室看电脑，把一些好的资料整理下来，做成讲课的幻灯"。她的敬业精神令身边的每个人都钦佩和动容。

对一些特殊或重要的病例，洪教授会随时记下来作进一步研究或在多学科团队的每周例会进行讨论。她的个人电脑里也储存着很多病案资料，遇到复发进展的病例，她会调查以前的病历，反复寻找原因，认真总结经验。听她的查房和病例分析，总是那样朴实而不乏生动，总是在细微之处令人突然开窍。她已经积累了极其丰富的个人经验，却又说我们行医，一定要重视循证医学、科学思维，谨慎对待经验医学。这种一丝不苟的榜样力量，不知不觉中让我们深深领悟到只有不断提高个人的本领，才能更有效地为患者服务。

洪教授在细微之处常常流露出胜过药物治疗的仁爱之心。她不仅是生命的守护神，更是心灵的呵护师。她在平时工作中踏实工作，尽心尽责，本意只想默默为患者解除疾病痛苦，却赢得患者的无比信任和同行们的深深敬佩。从20多岁大学毕业时的大好青春年华到现在60多岁，整整40年过去了。也许40年在历史长河中只是短暂瞬间，然而在她的人生中却是最值得浓墨重彩书写的人生里程。她的内心里装满了担当与责任，头脑里装满了智慧与大爱，她用朴实而崇高的平常工作诠释了治病救人中的真、善、美，成为复旦大学附属肿瘤医院生动而具体的行业楷模。

（肿瘤内科　薛　恺）

图书在版编目（CIP）数据

医见如故/董枫主编. —上海：复旦大学出版社,2017.11
ISBN 978-7-309-13369-1

Ⅰ. 医… Ⅱ. 董… Ⅲ. 医院-工作-文集 Ⅳ. R197.3-53

中国版本图书馆 CIP 数据核字 (2017) 第 271039 号

医见如故
董　枫　主编
责任编辑/王　瀛

复旦大学出版社有限公司出版发行
上海市国权路 579 号　邮编：200433
网址：fupnet@ fudanpress.com　http：//www.fudanpress.com
门市零售：86-21-65642857　　团体订购：86-21-65118853
外埠邮购：86-21-65109143　　出版部电话：86-21-65642845
上海丽佳制版印刷有限公司

开本 787×1092　1/16　印张 10.25　字数 143 千
2017 年 11 月第 1 版第 1 次印刷

ISBN 978-7-309-13369-1/R · 1655
定价：50.00 元